Raphael Sell

# Arzneimitteltherapiesicherheit aus der Apotheke

Eine Studie zur Medikationsanalyse

## SCHRIFTENREIHE MASTERSTUDIENGANG CONSUMER HEALTH CARE

herausgegeben von Prof. Dr. Marion Schaefer

ISSN 1869-6627

16 *Carmen Flecks*
Auf der Suche nach Psychotherapie
Bedarfsplanung für die Psychotherapie unter besonderer Berücksichtigung des Versorgungsstrukturgesetzes 2012 (GKV-VStG)
ISBN 978-3-8382-0498-7

17 *Beate Kern*
Arzneimittel für seltene Erkrankungen:
Evidenzlevel der Wirksamkeitsstudien, Frühe Nutzenbewertung und Preisentwicklung in Deutschland
ISBN 978-3-8382-0762-9

18 *Heike Dally*
Anforderungen an das Design klinischer Studien in der Onkologie nach Einführung der frühen Nutzenbewertung
ISBN 978-3-8382-0933-3

19 *Malena Johannes*
Big Data for Big Pharma
An Accelerator for The Research and Development Engine?
ISBN 978-3-8382-0942-5

20 *Christian Keinki*
Informationsbroschüren für Krebspatienten
Eine empfehlenswerte Quelle für Ratsuchende?
ISBN 978-3-8382-0920-3

21 *Anne Thoring*
Gesundheits-Applikationen (Apps) von pharmazeutischen Unternehmen und Medizinprodukte-Herstellern
Chancen und Risiken für die Patientenkommunikation
ISBN 978-3-8382-1009-4

22 *Cornelia Wiese*
Frühe Nutzenbewertung von Arzneimitteln aus Sicht der behandelnden Ärzte
ISBN 978-3-8382-0923-4

23 *Raphael Sell*
Arzneimitteltherapiesicherheit aus der Apotheke
Eine Studie zur Medikationsanalyse
ISBN 978-3-8382-1187-9

Raphael Sell

# ARZNEIMITTELTHERAPIESICHERHEIT AUS DER APOTHEKE

## Eine Studie zur Medikationsanalyse

*ibidem*-Verlag
Stuttgart

**Bibliografische Information der Deutschen Nationalbibliothek**
Die Deutsche Nationalbibliothek verzeichnet diese Publikation in der Deutschen Nationalbibliografie; detaillierte bibliografische Daten sind im Internet über http://dnb.d-nb.de abrufbar.

**Bibliographic information published by the Deutsche Nationalbibliothek**
Die Deutsche Nationalbibliothek lists this publication in the Deutsche Nationalbibliografie; detailed bibliographic data are available in the Internet at http://dnb.d-nb.de.



∞

Gedruckt auf alterungsbeständigem, säurefreien Papier
Printed on acid-free paper

ISBN-13: 978-3-8382-1187-9



Printed in the EU

# Inhaltsverzeichnis

## Abkürzungsverzeichnis

| | |
|---|---|
| ABDA | Bundesvereinigung deutscher Apothekerverbände e.V. |
| ABP | Arzneimittelbezogene Probleme |
| AM | Arzneimittel |
| ANOVA | Analysis of variance (Varianzanalyse) |
| ATC-Code | Anatomisch-therapeutisch-chemischer Code |
| BAK | Bundesapothekerkammer |
| BTM | Betäubungsmittel |
| DIMDI | Deutsches Institut für Medizinische Dokumentation und Information |
| GKV | Gesetzliche Krankenversicherung |
| NEM | Nahrungsergänzungsmittel |
| n. s. | nicht signifikant (in Tabellen verwendet) |
| OR | Odds ratio (Quotenverhältnis) |
| OTC / Non-Rx | Over-the-counter („über den Ladentisch") Medikation / nicht-rezeptpflichtige Arzneimittel |
| PCNE | Pharmaceutical Care Network Europe (Europäisches Netzwerk für pharmazeutische Betreuung) |
| PIE-Doc® | Problem-Interventions-Ergebnis-Dokumentation |
| Rx | Rezeptpflichtige Arzneimittel |
| UAW | Unerwünschte Arzneimittelwirkung |
| WHO | World Health Organization (Weltgesundheitsorganisation) |

# 1. Zusammenfassung

In der vorliegenden Arbeit wurden Rohdaten eines Projektes der Apothekerkammer Sachsen-Anhalt zur Arzneimitteltherapiesicherheit ausgewertet. Im Frühjahr 2015 wurden von 300 Apotheken insgesamt 1090 Patienten rekrutiert. Die teilnehmenden Patienten wurden gebeten, ihre Arzneimittel und arzneimittelähnlichen Präparate und, sofern vorhanden, ihren Medikationsplan zu einem Anamnesetermin in die Apotheke zu bringen. Die Apotheker führten Medikationsanalysen zur Optimierung der Arzneimitteltherapiesicherheit durch. Hierbei identifizierte arzneimittelbezogene Probleme klärten sie in einem Auswertungsgespräch mit dem Patienten und, wenn erforderlich, dem Arzt. Es wurden Daten zu Teilnehmern, Medikation, identifizierten arzneimittelbezogenen Problemen sowie deren Klärung und zum Analyseprozess dokumentiert. Diese wurden zentral von der Apothekerkammer Sachsen-Anhalt gesammelt und in der vorliegenden Arbeit ausgewertet.

Ziel der Arbeit ist es, die Arzneimitteltherapie, die Art, Häufigkeit und Klärung arzneimittelbezogener Probleme, und den für Medikationsanalysen erforderlichen Zeitaufwand zu beschreiben und zwischen Teilnehmergruppen zu vergleichen. Darüber hinaus sollten Faktoren identifiziert werden, welche mit einem erhöhten Risiko für arzneimittelbezogene Probleme assoziiert sind.

Die Teilnehmer waren zum Zeitpunkt der Analyse durchschnittlich 72 Jahre alt und zu 52,0 % weiblich. Ein Medikationsplan war bei 64,9 % vorhanden, wobei dieser Anteil mit dem Alter anstieg und bei Männern höher war. Die Teilnehmer brachten im Mittel 10,6 Präparate je Teilnehmer (insgesamt 11579) zum Anamnesetermin mit, bei Frauen, älteren Teilnehmern und vorhandenem Medikationsplan war die Anzahl der Präparate höher. Die Therapie setzte sich zu 79,8 % aus rezeptpflichtigen Arzneimitteln, zu 14,3 % aus nicht-rezeptpflichtigen Arzneimitteln und zu 5,8 % aus Nicht-Arzneimitteln zusammen. Bei 13,8 % aller Präparate handelte es sich um Bedarfsmedikation. Die häufigsten Indikationsbereiche bezogen sich auf das kardiovaskuläre System (36,0 %), das alimentäre System und Stoffwechsel (20,0 %), das Nervensystem (11,5 %) sowie Blut und blutbildende Organe (8,9 %), welche zusammen drei Viertel aller Präparate abdeckten. Bei 31,7 % aller Teilnehmer war für mindestens ein Präparat keine Indikation bekannt, bei männlichen und älteren Teilnehmern war dieser Anteil signifikant höher. Bei den Medikationsanalysen wurden 4460 arzneimittelbezogene Probleme bei 3836 Präparaten dokumentiert. 84,2 % aller Teilnehmer waren von mindestens einem Problem betroffen. Am häufigsten waren Arzneimittelinteraktionen bei 53,7 % und Probleme mit Anwendung und Compliance bei 46,7 % aller Teilnehmer. Es folgten unerwünschte Arzneimittelwirkungen bei 21,2 %, Probleme bei der Dosierung bei 19,1 % und Probleme bei der Arzneimittelauswahl bei 18,1 % der Teilnehmer. Lediglich bei 3,0 % aller Teilnehmer wurden Lagerungsprobleme festgestellt. Rezeptpflichtige Arzneimittel waren geringfügig häufiger mit Problemen assoziiert, nicht-rezeptpflichtige Arzneimittel und Nicht-Arzneimittel entsprechend seltener. Probleme mit Anwendung und Compliance waren bei Teilnehmern ohne Medikationsplan sowie in der Altersgruppe der 75- bis 84-jährigen signifikant häufiger. Die Gesamtanzahl arzneimittelbezogener Probleme war nicht mit Alter, Geschlecht oder Vorhandensein eines Medikationsplans assoziiert. Es gab jedoch eine positive Korrelation mit der Anzahl Präparate je Teilnehmer.

72,2 % der Probleme konnten bereits im Gespräch zwischen Apotheker und Patient geklärt werden, bei 12,7 % wurde ein Arzt hinzugezogen, bei 5,0 % war keine Klärung möglich, bei den restlichen fehlte die Dokumentation. Probleme mit Anwendung und Adhärenz sowie Lagerungsprobleme konnten überproportional häufig bereits im Patientengespräch geklärt werden, bei Problemen mit der Dosierung, der Arzneimittelauswahl und unerwünschten Arzneimittelwirkungen wurde überproportional häufig ein Arzt kontaktiert. Die Medikationsanalysen dauerten durchschnittlich 66,7 min, wobei die interindividuellen Schwankungen sehr ausgeprägt waren. Die Analysedauer nahm mit der Anzahl der untersuchten Präparate und der Anzahl identifizierter arzneimittelbezogener Probleme zu. Apothekenbasierte Medikationsanalysen können ein Mittel sein, arzneimittelbezogene Probleme zu identifizieren und die Arzneimittetherapiesicherheit zu unterstützen. Zu den Risikofaktoren zählten je nach Art des Problems eine hohe Anzahl angewendeter Präparate, mangelnde Kenntnis der Anwendungsgründe, ein Alter über 75 Jahre und das Nichtvorhandensein eines Medikationsplans. Die Mehrzahl der identifizierten Probleme konnte zwischen Apotheker und Patient geklärt werden.

## 2. Einleitung

Bedingt durch die demographische Entwicklung nimmt in den Industrienationen bei steigender Lebenserwartung und niedriger Geburtenrate der Anteil älterer Menschen an der Gesamtbevölkerung zu [1]. In Deutschland lag der Anteil der über 65-jährigen im Jahr 2015 bei 21,1 % [2]. Mit steigendem Lebensalter nehmen auch das Morbiditäts- und Mortalitätsrisiko zu, so waren 2009 nach laut der GEDA-Studie 20 % der Männer und 30 % der Frauen zwischen 65 und 74 Jahren in Deutschland multimorbide, d.h. sie litten an 2 oder mehr chronische Krankheiten. Bei Befragten über 75 Jahre stieg dieser Anteil auf über 25 % bei Männern und über 34 % bei Frauen [3]. Das Bundesland Sachsen-Anhalt, in dem die dieser Arbeit zugrundeliegende Studie durchgeführt wurde, weist mit einem Durchschnittsalter von 47,4 Jahren die älteste Bevölkerung unter den Bundesländern auf (deutschlandweiter Durchschnitt: 44,2 Jahre) [4]. Daher ist es in besonderem Ausmaß von den Herausforderungen für die Gesundheitssysteme betroffen, die diese Entwicklung mit sich bringt.

Ältere Patienten unterscheiden sich in verschiedenen therapierelevanten Merkmalen von jüngeren Patienten, welche jedoch in klinischen Zulassungsstudien für Arzneimittel überproportional vertreten sind [5]. In Folge dieser Unterrepräsentation sind im Rahmen einer Pharmakotherapie auftretende erwünschte und unerwünschte Wirkungen bei älteren Patienten schwieriger zu prognostizieren, obwohl diese auf Grund der höheren Morbidität häufiger auf Arzneimittel angewiesen sind. Daher kommt Beobachtungen bei der praktischen Anwendung gerade für diese Altersgruppe eine besondere Bedeutung für die Erkennung von unerwünschten Arzneimittelwirkungen und Anwendungsproblemen zu.

Unter dem Begriff „frailty" (dt.: Gebrechlichkeit) werden physiologische und pathophysiologische Veränderungen in verschiedenen Organsystemen im Alter subsummiert, die in einer erhöhten Empfindlichkeit des Körpers gegenüber exogenen Stressoren resultieren [6]. Einige der Veränderungen – etwa die Verminderung des Gesamtkörperwassers, des Serumalbumins, der Leberdurchblutung und der Nierenfunktion – können sich auf die Pharmakokinetik, also Freisetzung, Aufnahme, Verteilung, Metabolismus und Exkretion von Arzneistoffen, auswirken. Andere, etwa eine veränderte Expressionsdichte oder Empfindlichkeit von Rezeptoren, wirken sich auf die Pharmakodynamik, also den Effekt der Arzneistoffe auf den Organismus, aus. Wieder andere, wie die Abnahme der Muskelmasse, Störungen des Gleichgewichtsinns und des Sehens, können additiv mit der Arzneimitteltherapie das Sturzrisiko erhöhen [7]. Unterschiede in der Wirkung oder erhöhte Risiken für unerwünschte Wirkungen von Arzneimitteln können im Alter ggf. eine Therapieanpassung erforderlich machen. Oftmals führen bei älteren Patienten geringere Arzneistoffdosen zur gewünschten Wirkung, was sich in dem häufig zitierten Grundsatz „start low, go slow“ (dt.: beginne niedrig, steigere langsam) spiegelt [8]. Neben den allgemeinen Empfehlungen existieren zudem mehrere im Expertenkonsens erstellte explizite Listen mit Wirkstoffen, die bei älteren Patienten ein ungünstiges Nutzen-Risiko-Profil aufweisen sollen, etwa die deutsche PRISCUS-Liste [9].

In Folge der häufigen Multimorbidität steigen mit zunehmendem Alter auch Umfang und Komplexität der Arzneimitteltherapie. Eine weitere mögliche Ursache hierfür ist die sogenannte „Verschreibungskaskade“, in welcher die unerwünschte Wirkung eines Arzneimittels fälschlicherweise als neue Erkrankung gedeutet wird, die es durch Verschreibung eines weiteren Arzneimittels zu therapieren gilt [10]. Dieser Vorgang wird weiter begünstigt, wenn mehrere Ärzte (z.B. Hausarzt, Fachärzte und Klinikärzte) Arzneimittel verordnen, ohne die anderweitige Medikation zu kennen. Auch die Selbstmedikation des Patienten, die den behandelnden Ärzten nicht bekannt sein muss, kann Teil der Kaskade sein.

Für eine umfangreiche Arzneimitteltherapie hat sich der Begriff „Polypharmazie“ (synonym: „Polymedikation“, „Multimedikation“) etabliert. Vorschläge für eine Quantifizierung dieses Begriffes reichen von mindestens zwei bis zu mindestens neun Arzneimitteln [11], andere Autoren verwenden den Begriff dagegen für sämtliche Arzneimittel ohne Indikation [12]. Eine der gebräuchlichsten Definitionen definiert den Begriff als dauerhafte Einnahme von fünf oder mehr systemisch wirksamen Arzneimitteln [13]. Nachdem diese Festlegung bereits in diversen deutschen Studien verwendet wurde [14], soll sie zugunsten der Vergleichbarkeit der Ergebnisse auch in der vorliegenden Arbeit herangezogen werden.

Polypharmazie muss dabei nicht zwingend ungerechtfertigt sein; sie kann sich bereits aus der leitlinienkonformen Arzneimitteltherapie weniger gleichzeitig vorliegender Erkrankungen ergeben [5]. Gleichwohl ist sie mit einem erhöhten Risiko für arzneimittelbezogene Probleme assoziiert [15]. Darüber hinaus geht sie in einigen Fällen, scheinbar paradoxerweise, mit einer gleichzeitigen Unterverordnung essentieller Arzneimittel einher [16, 17]. Dass der Umgang mit Polypharmazie von wachsender Bedeutung ist, zeigt sich auch daran, dass 2013 eigens eine hausärztliche Leitlinie zum Thema verabschiedet wurde [18].

Arzneimittelbezogene Probleme („drug-related problems") wurden 1999 vom Pharmaceutical Care Network Europe (PCNE) wie folgt definiert [19]:

> "A Drug-Related Problem is an event or circumstance involving drug therapy that actually or potentially interferes with desired health outcomes."

Eine deutschsprachige Übersetzung der Definition wurde 2001 von Mitgliedern des PCNE in der *Pharmazeutischen Zeitung* publiziert [20]:

> „Arzneimittelbezogene Probleme sind Ereignisse oder Umstände bei der Arzneimitteltherapie des Patienten, die tatsächlich oder potenziell das Erreichen von angestrebten Therapiezielen verhindern."

Somit beschreibt die Definition nicht nur tatsächlich eingetretene unerwünschte Effekte der Arzneimitteltherapie, sondern auch potentielle Risiken für den Therapieerfolg, die z.B. aus Medikationsfehlern resultieren können. Die Art arzneimittelbezogener Probleme kann dabei vielfältig sein und beinhaltet u. a. die Verordnung kontraindizierter Arzneimittel, die Verordnung potentiell inadäquater Arzneimittel bei älteren Patienten, Arzneimittelinteraktionen, unbeabsichtigte Mehrfachmedikationen, Über- oder Unterdosierungen, Adhärenzprobleme und unerwünschte Arzneimittelwirkungen.

Arzneimittelbezogene Probleme können zu klinisch bedeutsamen unerwünschten Wirkungen, wie Stürzen, Blutungen und Delir, führen [21-23]. An ca. 5% aller Krankenhauseinweisungen sind unerwünschte Wirkungen von Arzneimitteln ursächlich oder verkomplizierend beteiligt, wie nationale [24] und internationale [25] Studien zeigen. Für die Qualität und Ökonomie der Gesundheitsversorgung sind Prävention und Lösung arzneimittelbezogener Probleme daher von maßgeblicher Bedeutung.

Apotheker befinden sich in mehrfacher Hinsicht in einer vorteilhaften Position, um arzneimittelbezogene Probleme zu identifizieren. Die Disziplin der klinischen Pharmazie, in deren Bereich die Bewertung der Arzneimitteltherapie von Patienten fällt, hat 2001 ihren Eingang in die Approbationsordnung für Apotheker und damit in Lehrplan und Examensprüfungen der Pharmaziestudiums gefunden [26]. Öffentliche Apotheken stellen eine niedrigschwellige Anlaufstelle für Medikationsfragen dar und führen – zumindest bei Stammkunden – oft eine digitale Dokumentation der Arzneimittelanamnese, welche datenbankgestützte Prüfungen auf Arzneimittelinteraktionen ermöglicht. Weiterhin werden vom Patienten in der Apotheke Verordnungen verschiedener Ärzte eingelöst und Arzneimittel zur Selbstmedikation erworben, so dass im Idealfall die Gesamtmedikation abgebildet und auf Probleme geprüft werden kann.

Auf Basis dieser Voraussetzungen hat in den letzten Jahren der Bereich der pharmazeutischen Betreuung („Pharmaceutical Care") an Bedeutung gewonnen, welche 1990 als Konzept präsentiert [27] und 2013 vom PCNE zu der folgenden Definition entwickelt wurde [28]:

> „Pharmaceutical care is the pharmacist's contribution to the care of individuals in order to optimise medicines use and improve health outcomes."

Eine deutschsprachige Übersetzung der Definition findet sich auf der Website der Förderinitiative Pharmazeutische Betreuung e.V. [29]:

> „Pharmazeutische Betreuung ist die konsequente Wahrnehmung der Mitverantwortung des Apothekers bei der Arzneimitteltherapie, mit dem Ziel, konkrete therapeutische Ergebnisse zu erreichen, die geeignet sind, die gesundheitsbezogene Lebensqualität des Patienten zu verbessern."

Um das Potential der pharmazeutischen Betreuung zu heben, wurden regionale Studien und Projekte zur Unterstützung der Arzneimitteltherapiesicherheit durch öffentliche Apotheken initiiert, etwa die Modellprojekte „Arzneimittel-Therapiesicherheit in Apotheken" (ATHINA) [30] und Apo-AMTS [31], die WestGem-Studie [32] und die interdisziplinäre „Arzneimittelinitiative Sachsen-Thüringen" (ARMIN) [33]. Im Zuge der Novellierung der Apothekenbetriebsordnung im Jahr 2012 wurde das Medikationsmanagement von der Bundesregierung als pharmazeutische Tätigkeit definiert [34].

Eine systematische Analyse der Gesamtmedikation in Apotheken ist in Deutschland jedoch noch kein Bestandteil der Regelversorgung und wird dementsprechend außerhalb von Modellprojekten nicht honoriert. Folglich ist eine Identifizierung von arzneimittelbezogenen Problemen lediglich beim

Verordnen bzw. Dispensieren des jeweiligen Arzneimittels möglich. Probleme, die bereits bestehen oder komplexer Natur sind, können so nur schwer erfasst werden. In anderen Ländern haben systematische Analysen dagegen Eingang in die Regelversorgung und Vergütung gefunden, etwa in der Schweiz, den Niederlanden, dem Vereinigten Königreich, den USA und Australien [35].

## 3. Ziel- und Aufgabenstellung

Im Rahmen des Projektes „Eine Tüte Sicherheit“ in der Demographie-Woche vom 10. bis 17. April 2015 forderte die Apothekerkammer Sachsen-Anhalt sämtliche 612 Apotheken des Landes auf, Medikationsanalysen durchzuführen. Hierfür wurden die Apotheken gebeten, bei bis zu fünf Patienten sämtliche in die Apotheke mitgebrachte Medikation aufzunehmen und zu analysieren. Die anfallenden pseudonymisierten Patientendaten, Medikationsdaten, Prozessdaten und Analyseergebnisse wurden von den Apothekern auf eigens hierfür erstellten Formblättern dokumentiert und an die Apothekerkammer übermittelt. Die vorliegende Masterarbeit beschäftigt sich mit der Auswertung der in diesem Projekt erhobenen Daten.

Primäres Ziel der Auswertung ist es, Risikofaktoren für arzneimittelbezogene Probleme in der Teilnehmergruppe zu identifizieren. Anhand dieser Risikofaktoren sollen daraufhin Patientengruppen mit hohem Problempotential in der Pharmakotherapie ermittelt werden. In früheren Studien konnten bereits einige Faktoren ermittelt werden, die mit einem erhöhten Risiko für arzneimittelbezogene Probleme einhergingen. Neben der bereits erwähnten Polypharmazie gehörten hierzu auch eine eingeschränkte Kognition, mangelnde Adhärenz und Multimorbidität [36]. Um bei Medikationsanalysen einen möglichst ökonomischen Einsatz von Personal- und Zeitressourcen zu ermöglichen, ist vorab die Selektion jener Patientengruppen sinnvoll, die von einer Intervention maximal profitieren könnten. Bei Patienten, welche in besonderem Ausmaß von arzneimittelbezogenen Problemen betroffen sind, ist auch das größte Potential für eine Therapieoptimierung im Rahmen von Medikationsanalysen und pharmazeutischer Betreuung zu erwarten. Weitere Studien zum Thema oder die Durchführung von Medikationsanalysen im Rahmen der Regelversorgung könnten sich somit auf Patientengruppen mit definierten Risikofaktoren fokussieren.

Im Rahmen der vorliegenden Studie wurde den Apothekern die Auswahl und Ansprache potentieller Studienteilnehmer selbst überlassen. Daher ist auch von Interesse, welche Patienten von den Apothekern als besonders problemgefährdet erachtet und – sofern sie sich mit der Medikationsanalyse einverstanden erklärten – in das Projekt eingeschlossen wurden.

Ein weiteres Ziel der Auswertung ist es, die im Rahmen der Studie durchgeführten und dokumentierten Medikationsanalysen zu untersuchen. Hierfür sollen Prozessdaten und Ergebnisse der Medikationsanalysen ausgewertet werden. Dabei soll insbesondere evaluiert werden, mit welcher Häufigkeit arzneimittelbezogene Probleme identifiziert wurden, welchen Kategorien sie zugeordnet werden können und welche Arzneimittelgruppen beteiligt sind. Anhand dieser Ergebnisse soll abgeleitet werden, welche Bereiche der Pharmakotherapie besonders fehleranfällig bzw. problematisch sind.

Schließlich soll untersucht werden, wie häufig und in welchen Fällen die identifizierten arzneimittelbezogenen Probleme geklärt werden konnten und ob diese Klärung bereits im Gespräch des Apothekers mit dem Patienten oder in Kooperation mit behandelnden Ärzten erzielt werden konnte.

Im Zentrum der Auswertung stehen explorative Untersuchungen zur Art und Verteilung der identifizierten arzneimittelbezogenen Probleme in den Patientengruppen. Demzufolge wird untersucht, anhand welcher Faktoren (u.a. Alter, Geschlecht, Vorhandensein eines Medikationsplans, Polypharmazie) Patientengruppen mit einem hohen Risiko für arzneimittelbezogene Probleme identifiziert werden können, die von Medikationsanalysen maximal profitieren würden.

# 4. Material und Methodik

## 4.1 Definition der Medikationsanalyse

Die Medikationsanalyse („medication review") ist ein in im Rahmen der pharmazeutischen Betreuung eingesetztes Instrument zur Optimierung der Arzneimitteltherapiesicherheit, welches vom PCNE folgendermaßen definiert wird [37]:

> "Medication review is a structured evaluation of a patient's medicines with the aim of optimising medicines use and improving health outcomes. This entails detecting drug related problems and recommending interventions."

Die englischsprachige Definition wurde von der ABDA, die auch Mitglied des PCNE ist, wie folgt ins Deutsche übertragen [38]:

> „Eine Medikationsanalyse ist eine strukturierte Analyse der aktuellen Gesamtmedikation eines Patienten. Sie umfasst die vier Hauptschritte Identifikation von Datenquellen und Zusammentragen der Informationen, Evaluation und Dokumentation von manifesten und potentiellen arzneimittelbezogenen Problemen, Erarbeitung möglicher Lösungen sowie Vereinbarung von Maßnahmen gemeinsam mit dem Patienten und gegebenenfalls mit dem/den behandelnden Arzt/Ärzten. Ziele sind die Erhöhung der Effektivität der Arzneimitteltherapie und die Minimierung von Arzneimittelrisiken."

Die so definierten Medikationsanalysen werden vom PCNE und der ABDA in Abhängigkeit von den berücksichtigten Informationsquellen in drei Kategorien unterteilt: „Einfache Medikationsanalyse" („simple medication review", Typ 1), „Erweiterte Medikationsanalyse" („intermediate medication review", Typ 2a bzw. 2b) und „Umfassende Medikationsanalyse" („advanced medication review", Typ 3) [38, 39].

Welche Arten arzneimittelbezogener Probleme in einer Analyse identifizierbar sind, hängt grundsätzlich vom Ausmaß der zur Verfügung stehenden Informationen ab. So lässt sich etwa ohne Patientengespräch nur schwer auf die Adhärenz schließen, ohne Diagnosen oder Laborwerte können dagegen Kontraindikationen nicht systematisch geprüft werden. Mit Medikationsanalysen höherer Kategorie und damit umfassenderen Informationen lassen sich folglich auch mehr arzneimittelbezogene Probleme identifizieren. Die verschiedenen Kategorien werden anhand der verfügbaren Datenquellen gebildet und in Tabelle 1 gegenübergestellt, welche dem „Grundsatzpapier zur Medikationsanalyse und zum Medikationsmanagement“ der ABDA von 2014 entnommen wurde [38]:

Tabelle 1: Kategorien der Medikationsanalyse

| | Medikations-datei | Arzneimittel (Brown Bag) | Patienten-gespräch | Klinische Daten (Labor/Diagnose) |
|---|---|---|---|---|
| Einfache Medikationsanalyse (1) | Ja | Nein | Nein | Nein |
| Erweiterte Medikationsanalyse (2a) | Ja | Von Vorteil | Ja | Nein |
| | Nein | Ja | Ja | Nein |
| Erweiterte Medikationsanalyse (2b) | Ja | Nein | Nein | Ja |
| Umfassende Medikationsanalyse (3) | Ja | Von Vorteil | Ja | Ja |

Für diese Studie wurde als Instrument die erweiterte Medikationsanalyse mit vom Patienten mitgebrachten Arzneimitteln (Kategorie 2a, auch „Brown-Bag-Analyse“ genannt) gewählt. Unter Berücksichtigung der mitgebrachten Medikation, der Informationen aus dem Patientengespräch und ggf. der Medikationsdatei kann bereits eine Vielzahl arzneimittelbezogener Probleme identifiziert werden. Gleichzeitig ist der organisatorische Aufwand deutlich geringer als bei der umfassenden Medikationsanalyse, da in deren Vorfeld eine Übermittlung von Diagnosen und Laborwerten durch behandelnde Ärzte erforderlich ist. Diese setzt wiederum deren Bereitschaft zur aktiven Mitarbeit und eine Entbindung von der Schweigepflicht durch den Patienten voraus. Daher eignen sich umfassende Medikationsanalysen besser für Settings mit regelmäßigem und direktem Kontakt der Heilberufe, etwa im Klinikbereich oder der Heimversorgung.

## 4.2 Ablauf der Medikationsanalyse

### 4.2.1 Übersicht des Ablaufs

Um die beschriebenen Fragestellungen zu untersuchen, wurden von den teilnehmenden Apotheken Medikationsanalysen bei ambulanten Patienten durchgeführt und dokumentiert. Hierbei wurden pseudonymisiert Daten erhoben, welche nach Abschluss des Projektes in eine zentrale Datenbank eingepflegt und ausgewertet wurden. Begleitet wurde das Projekt von Schulungen und Informationsveranstaltungen. 300 Apotheken folgten dem Aufruf der Apothekerkammer und nahmen am Projekt teil. Die Ansprache der Patienten erfolgte durch die Apotheker vor Ort, es fand keine randomisierte Auswahl statt. Für Patienten, die sich mit der Teilnahme einverstanden erklärten, wurden Medikationsanalysen durchgeführt.

Das Procedere der im Projekt durchgeführten Medikationsanalysen basierte auf dem Verfahren in der „Leitlinie Medikationsanalyse" der Bundesapothekerkammer (BAK) [40]. In Abbildung 1 wird der Prozess der Medikationsanalyse für einen Teilnehmer schematisch dargestellt.

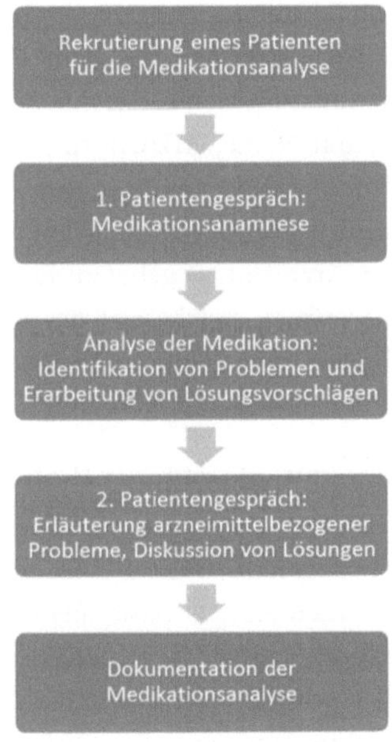


Abbildung 1: Prozess der Medikationsanalyse

Die Apotheker vereinbarten mit jedem teilnehmenden Patienten zwei Termine, um die Medikationsanalyse durchzuführen. Beim ersten Termin erfolgten ein erstes Patientengespräch und die Medikationsanamnese. In den folgenden Tagen wurde die Pharmakotherapie vom Apotheker auf arzneimittelbezogene Probleme analysiert und es wurden Lösungsvorschläge erarbeitet. Beim zweiten Termin wurden die Medikation und eventuelle Probleme und Lösungsvorschläge in einem weiteren Gespräch mit dem Patienten erörtert. Wenn es für die Lösung eines Problems erforderlich und vom Patienten erwünscht war, wurden behandelnde Ärzte kontaktiert, um therapeutische Alternativen zu besprechen.

### 4.2.2 Medikationsanamnese

In der Medikationsanamnese nahm der Apotheker die Patientendaten (Alter, Geschlecht, Vorhandensein eines Medikationsplans) und die Medikation der Teilnehmer auf. Dabei wurden verschiedene Quellen berücksichtigt: Die mitgebrachte Medikation (Arzneimittel, arzneimittelähnliche Medizinprodukte, Nahrungsergänzungsmittel), eventuelle Medikationspläne des Patienten und ggf. seine Medikationsdatei (frühere, chronologisch gespeicherte Arzneimittelabgaben) wurden mit Informationen aus dem Patientengespräch zusammengeführt, um die Gesamtmedikation möglichst komplett abzubilden. Hierbei wurden für jedes Präparat Name, Arzneiform, Wirkstoff(e) und Wirkstärke dokumentiert. Der Patient wurde um Auskunft zur aktuellen Anwendung (Dauer- oder Bedarfsmedikation, Anwendungshinweise), Indikation, Dosierung und Lagerung seiner Arzneimittel gebeten. Darüber hinaus wurden Beschwerden und Probleme erfragt, welche mit der Pharmakotherapie im Zusammenhang stehen könnten. Sämtliche Informationen wurden vom Apotheker auf einem vorgegebenen Bogen dokumentiert.

### 4.2.3 Identifikation arzneimittelbezogener Probleme

Im Anschluss an die Medikationsanamnese analysierte der Apotheker die Medikation auf arzneimittelbezogene Probleme und erarbeitete individuelle Lösungsvorschläge für den Patienten. Als Basis dienten die 13 Problemkategorien der „Leitlinie Medikationsanalyse“ der Bundesapothekerkammer [40]. Bei Bedarf bediente sich der Apotheker verschiedener Hilfsmittel wie Software-Datenbanken, Leitlinien, Literatur und der Diskussion mit Kollegen. Zur Dokumentation arzneimittelbezogener Probleme mit Schlüsselnummern wurde den Apotheken zu Projektbeginn Tabelle 2 zur Verfügung gestellt.

Tabelle 2: Klassifizierung arzneimittelbezogener Probleme

| ABP-Schlüsselnummer | Arzneimittelbezogene Probleme (ABP) |
|---|---|
| 1 | (Pseudo-)Doppelmedikation |
| 2 | Interaktionen |
| 3 | Ungeeignetes bzw. unzweckmäßiges Dosierungsintervall |
| 4 | Ungeeigneter bzw. unzweckmäßiger Anwendungszeitpunkt (auch im Zusammenhang mit Mahlzeiten) |
| 5 | Ungeeignete bzw. unzweckmäßige Darreichungsform |
| 6 | Anwendungsprobleme |
| 7 | Nebenwirkungen / Unverträglichkeiten |
| 8 | Mangelnde Therapietreue |
| 9 | Selbstmedikation ungeeignet |
| 10 | Präparate der Selbstmedikation für Indikation ungeeignet |
| 11 | Über- oder Unterdosierung in der Selbstmedikation |
| 12 | Kontraindikationen in der Selbstmedikation |
| 13 | Nicht sachgerechte Lagerung |

Im Folgenden sollen diese von der Bundesapothekerkammer definierten Kategorien arzneimittelbezogener Probleme zum besseren Verständnis näher erläutert werden. Hierfür wurde der „Kommentar zur Leitlinie Medikationsanalyse" [41] der BAK herangezogen und z.T. um eigene Erklärungen ergänzt:

1. (Pseudo-)Doppelmedikation: Bei Doppelmedikation handelt es sich laut Kommentar um die gleichzeitige Anwendung von Arzneimitteln mit identischen Wirkstoffen. Pseudodoppelmedikation ist die gleichzeitige Anwendung von Arzneimitteln mit Wirkstoffen der gleichen Stoffgruppe. Eine (Pseudo-)Doppelmedikation kann beabsichtigt (z.B. Anwendung kurz- und langwirksamer β-Sympathomimetika) oder unbeabsichtigt (z.B. Einnahme von Ibuprofen und Diclofenac) sein.

2. Interaktionen: Zwei oder mehr Arzneimittel können sich in ihrer Wirkung wechselseitig beeinflussen. Möglich sind eine Modifikation der Wirkung (Verstärkung oder Verringerung) und ein vermehrtes Auftreten von Nebenwirkungen bzw. eine erhöhte Toxizität. Auch Nahrungsmittel können in dieser Weise mit Arzneimitteln interagieren. Interaktionen können IT-gestützt identifiziert werden, etwa mit der ABDA-Interaktions-Datenbank (ABDATA Pharma-Daten-Service – Avoxa GmbH, Eschborn, Hessen). Gleichwohl muss eine Einschät-

zung der klinischen Relevanz in der individuellen Situation erfolgen. Beispiele sind eine gleichzeitige Therapie mit Phenprocoumon und ASS oder der Konsum von Grapefruitsaft bei Ciclosporin-Therapie.

3. Ungeeignetes bzw. unzweckmäßiges Dosierungsintervall: Das Zeitintervall zwischen Anwendungen ist zu kurz oder zu lang. Dies ist z.B. bei täglicher Anwendung einer Wochendosis Methotrexat der Fall.

4. Ungeeigneter bzw. unzweckmäßiger Anwendungszeitpunkt (auch in Zusammenhang mit Mahlzeiten): Die Tageszeit oder die Einnahme in Relation zur Nahrungsaufnahme ist ungeeignet. Ein Beispiel ist die Einnahme von Levothyroxin zum Frühstück statt nüchtern.

5. Ungeeignete bzw. unzweckmäßige Darreichungsform: Die Arzneiform ist für den Patienten, die Erkrankung oder die Anwendungsart nicht geeignet. Große Tabletten können bei Schluckbeschwerden Probleme bereiten, zur Teilung verordnete Tabletten nicht teilbar sein.

6. Anwendungsprobleme: Der Patient hat Probleme bei der Anwendung des Arzneimittels. Ein Beispiel ist eine fehlerhafte Inhalationstechnik bei einem Dosieraerosol.

7. Nebenwirkungen / Unverträglichkeiten: Diese Problemkategorie bezeichnet schädliche und unbeabsichtigte Reaktionen auf ein Arzneimittel. Ebenfalls gebräuchlich ist der Begriff „unerwünschte Arzneimittelwirkungen" (UAW).

8. Mangelnde Therapietreue: Gebräuchlicher ist mittlerweile die Bezeichnung „mangelnde Adhärenz". Der Patient wendet das Arzneimittel nicht oder nicht regelmäßig an. Dies kann beabsichtigt („Arzneimittel hilft nicht.", „Arzneimittel schadet.") oder unbeabsichtigt („Einnahme wurde vergessen.") geschehen. Beispielhaft ist die Verweigerung der Anwendung von Glucocorticoiden.

9. Selbstmedikation ungeeignet: Bei der Arzneimittelanwendung werden die Grenzen der Selbstmedikation überschritten, so dass ein Arzt konsultiert werden sollte. Ein Beispiel ist die langfristige Einnahme von Omeprazol gegen Magenbeschwerden in der Selbstmedikation.

10. Präparate der Selbstmedikation für Indikation ungeeignet: Eine Selbstmedikation der bestehenden Indikation ist zwar grundsätzlich möglich, das verwendete Arzneimittel ist jedoch nicht dafür geeignet. So ist etwa Glucocorticoid-Creme ineffektiv bei Tinea pedis.

11. Über- oder Unterdosierung in der Selbstmedikation: Die Dosierung des Arzneimittels liegt im subtherapeutischen oder im toxischen Bereich. Ein Beispiel ist die Überdosierung von Paracetamol.

12. Kontraindikation in der Selbstmedikation: Das Arzneimittel ist aufgrund von individuellen Patientenmerkmalen (Alter, Erkrankung, Allergie) nicht indiziert. Kontraindikationen können (die Bekanntheit des relevanten Patientenmerkmals vorausgesetzt) u.a. mit dem ABDA-CAVE-Modul identifiziert werden (ABDATA Pharma-Daten-Service – Avoxa GmbH, Eschborn, Hessen). Ein Beispiel ist die Anwendung von Propranolol trotz Erkrankung an Asthma bronchiale.

13. Nicht sachgerechte Lagerung: Stabilität und Wirksamkeit können aufgrund der Lagerung des Arzneimittels nicht gewährleistet werden, etwa bei längerfristiger Lagerung von Insulin-Pens bei Raumtemperatur.

Zu den identifizierten Problemen erarbeitete der Apotheker individuelle Lösungsvorschläge, die gemeinsam mit dem Patient und ggf. den behandelnden Ärzten besprochen und umgesetzt werden sollten. Die Identifikation und Klärung weiterer arzneimittelbezogener Probleme über die 13 aufgeführten Kategorien hinaus war ebenfalls möglich und erwünscht, wurde jedoch nicht systematisch erfasst und ausgewertet.

Im Auswertungsgespräch wurden dem Patienten etwaige arzneimittelbezogene Probleme erklärt und mögliche Lösungsvorschläge unterbreitet, welche dann gemeinsam besprochen wurden. Ein Teil der Probleme konnte bereits im Patientengespräch geklärt werden (z.B. durch Erklärung der korrekten Anwendung, Förderung der Adhärenz, Absetzung kontraindizierter Selbstmedikation), bei anderen war zusätzlich eine ärztliche Rücksprache erforderlich (z.B. bei Dosisänderung, Therapieumstellung oder Absetzung rezeptpflichtiger Arzneimittel). Bei einigen arzneimittelbezogene Problemen war keine Lösung möglich (z.B. bei Anwendung eines problematischen, aber im individuellen Fall alternativlosen Arzneimittels). Anschließend dokumentierte der Apotheker anhand eines Schlüsselkennzeichens, ob das Problem mit dem

Patienten, in Rücksprache mit dem Arzt oder gar nicht geklärt werden konnte. Hierfür war bei jedem problematischen Präparat eine Klassifizierung gemäß Tabelle 3 vorgesehen, welche den teilnehmenden Apotheken vorab zur Verfügung gestellt wurde:

Tabelle 3: Klassifizierung der Klärung arzneimittelbezogener Probleme

| Schlüsselkennzeichen | Art der Klärung |
|---|---|
| P | Rücksprache mit dem Patienten |
| A | Rücksprache mit einem Arzt |
| N | Klärung nicht möglich |

### 4.2.4 Dokumentation der Medikationsanalyse

Die während der Medikationsanalyse erhobenen Daten des Patienten, seiner Therapie, des Analyseprozesses, eventuell aufgetretener Probleme und deren Lösung wurden vom Apotheker anhand eines von der Apothekerkammer Sachsen-Anhalt erstellten Bogens dokumentiert. Der Bogen orientiert sich an den Dokumentationsvorlagen des Athina-Projektes [30] und ist im Anhang dieser Arbeit abgebildet (s. Abbildung 17 und Abbildung 18, S. 83f).

Als Prozessdaten wurden vom Apotheker der Zeitaufwand für die Analyse als Zahlenwert dokumentiert und die von ihm verwendeten Hilfsmittel (ABDA-IA-Modul, ABDA-CAVE-Modul, Diskussion mit Kollegen, Literatur und medizinische Leitlinien) durch Ankreuzen markiert.

## 4.3 Sammlung, Digitalisierung und Strukturierung der Daten

Nach Abschluss der Medikationsanalysen wurden die handschriftlich ausgefüllten Bögen mit den pseudonymisierten Daten an die Apothekerkammer Sachsen-Anhalt geschickt und dort zentral gesammelt. Anschließend wurden die Daten vom Verfasser der vorliegenden Arbeit digitalisiert, um sie einer IT-gestützten Auswertung zu erschließen. Zu diesem Zweck wurden sie zunächst über eine browserbasierte Online-Eingabemaske in eine passwortgeschützte SQL-Datenbank übertragen („AMINO-Datenbank" der Arzneimittelinformationsstellen der Landesapothekerkammern), um eine einheitliche Struktur sicherzustellen. Anschließend wurden die vereinheitlichten Datensätze in eine XLS-Datei exportiert, damit sie der Auswertung durch den Verfasser zugänglich waren. Die Analyse der in dieser Weise strukturierten Daten erfolgte unter Verwendung der Software-Programme Microsoft Office Excel®

Professional 2010 (Microsoft Corporation, Redmond, USA) und IBM SPSS® Statistics 24 (IBM Corporation, Armonk, USA).

## 4.4 Auswertung der Daten

Um definierte Teilnehmergruppen bilden zu können wurden für einzelne Variablen Anpassungen der Skalierung vorgenommen. So wurden für einen Teil der Auswertungen die numerischen Variablen „Alter", „Anzahl Arzneimittel" und „Anzahl arzneimittelbezogener Probleme" in ordinale Skalen konvertiert (z.B. „Altersgruppen"). Darüber hinaus wurden am Datensatz zusätzliche Codierungen durch den Verfasser vorgenommen, die im Folgenden dargestellt und begründet werden. Bei sämtlichen Modifikationen der Skalierung und Codierung blieb stets auch die Originalform der Variablen erhalten, damit beide Varianten der Auswertung zugänglich waren.

Die Ergebnisse der Auswertung werden auf drei signifikante Stellen gerundet angegeben. Wenn nicht anders beschrieben, beziehen sich Prozentzahlen stets auf die Grundgesamtheit der jeweiligen Anzahl Teilnehmer mit Angaben zu den untersuchten Merkmalen (n). Die Anzahl fehlender Werte ergibt sich aus der Differenz zwischen der Anzahl aller Teilnehmer und der Zahl n oder wird explizit benannt.

### 4.4.1 Codierung der Wirkstoffe in ATC-Klassifikation

Um die Arzneimittel nach Indikationen und Arzneistoffklassen auswerten zu können, wurden den Präparaten korrespondierende ATC-(anatomisch-therapeutisch-chemischen-)Codes zugeordnet. Das System der ATC-Klassifikation wurde von der Weltgesundheitsorganisation (WHO) entwickelt und definiert für Wirkstoffe und Wirkstoffkombinationen siebenstellige Buchstaben-Zahlen-Codes, welche in fünf Ebenen die anatomische, therapeutische und chemische Zuordnung klassifizieren [42]. So ermöglicht die vorgenommene ATC-Codierung von Wirkstoffen und Wirkstoffkombinationen je nach Anforderung Auswertungen in unterschiedlicher Tiefe, beginnend mit den Hauptgruppen („anatomisch") über Untergruppen („therapeutisch" und „chemisch") bis hin zur Wirkstoffebene. Tabelle 4 stellt die unterschiedlichen Ebenen am Beispiel der ATC-Codierung von Pantoprazol dar.

Tabelle 4: Ebenen der ATC-Codierung (am Beispiel von Pantoprazol)

| ATC-Ebene | ATC-Code | Bezeichnet |
|---|---|---|
| I | A | Alimentäres System und Metabolismus |
| II | A02 | Mittel bei säurebedingten Erkrankungen |
| III | A02B | Mittel bei peptischem Ulkus und gastroösophagealer Refluxkrankheit |
| IV | A02BC | Protonenpumpen-Inhibitoren |
| V | A02BC02 | Pantoprazol |

In der vorliegenden Arbeit wurde die vom Deutschen Institut für Medizinische Dokumentation und Information (DIMDI) herausgegebene amtliche Fassung des ATC-Index in der Version von 2015 zur Codierung verwendet [43]. Dieser basiert auf der WHO-Version, wurde aber um für Deutschland relevante Arzneimittel (etwa diverse Phytopharmaka) erweitert, um eine vollständige Abbildung des lokalen Arzneimittelspektrums zu gewährleisten.

### 4.4.2 Codierung der ABP-Kategorien in PIE-Doc®

Darüber hinaus wurde eine Codierung der dreizehn Kategorien arzneimittelbezogener Probleme in die sechs Hauptkategorien der PIE-Doc®-Klassifikation [44, 45] vorgenommen, welche aufgrund eindeutiger, abgegrenzter ABP-Kategorien für die Auswertung und die Interpretation der Ergebnisse vorteilhafter ist. In Tabelle 5 werden die Hauptkategorien dargestellt und beschrieben, welche BAK-Kategorien in diese recodiert wurden.

Im Klassifizierungssystem der BAK werden patientenseitige Abweichungen von der ärztlich verordneten Therapie als „mangelnde Therapietreue“, in PIE-Doc® als „Compliance“ bezeichnet. Mittlerweile ist in der wissenschaftlichen Literatur jedoch der Begriff „Adherence“ (dt.: Adhärenz) gebräuchlicher [46]. In der vorliegenden Arbeit wird wie in der PIE-Doc®-Klassifikation der Begriff „Compliance“ verwendet, wenn die entsprechende ABP-Kategorie genannt wird, wohingegen für die Diskussion des Phänomens im Einklang mit der aktuellen Literatur der Begriff „Adhärenz“ verwendet wird.

Tabelle 5: Codierung von ABP in PIE-Doc®-Kategorien

| PIE-Doc® | PIE-Doc®-Kategorie | BAK-Code | Zugeordnete BAK-Kategorie |
|---|---|---|---|
| A | Unzweckmäßige Wahl eines Arzneimittels / Problem mit der Arzneimittelauswahl bei Verordnung | 1 | (Pseudo-)Doppelmedikation |
| | | 5 | Ungeeignete bzw. unzweckmäßige Darreichungsform |
| | | 9 | Selbstmedikation ungeeignet |
| | | 10 | Präparate der Selbstmedikation für Indikation ungeeignet |
| | | 12 | Kontraindikation in der Selbstmedikation |
| C | Unzweckmäßige Anwendung durch Patienten / Probleme mit Anwendung und Compliance | 4 | Ungeeigneter bzw. unzweckmäßiger Anwendungszeitpunkt |
| | | 6 | Anwendungsprobleme |
| | | 8 | Mangelnde Therapietreue |
| D | Unzweckmäßige Dosierung / Probleme mit Dosierung | 3 | Ungeeignetes bzw. unzweckmäßiges Dosierungsintervall |
| W | Probleme mit Arzneimittelinteraktionen | 2 | Interaktionen |
| U | Probleme mit unerwünschten Arzneimittelwirkungen | 7 | Nebenwirkungen/Unverträglichkeiten |
| S | Sonstige Probleme | 13 | Nicht sachgerechte Lagerung |

### 4.4.3 Verfahren zur Ermittlung der statistischen Signifikanz

Um zu beurteilen, ob die Ergebnisse der Auswertungen mit den untersuchten Faktoren in Zusammenhang stehen oder zufällig entstanden sind, wurden diverse statistische Testverfahren herangezogen:

**$\chi^2$-Test (Chi-Quadrat-Test)**

Um Verteilungen von dichotomen Variablen in verschiedenen Teilnehmergruppen darzustellen, wurden Kreuztabellen verwendet. Unterschiede wurden anhand des $\chi^2$-Tests nach Pearson auf statistische Signifikanz getestet. Sofern in den Ergebnissen nicht anders beschrieben, wurde der zweiseitige Test verwendet, da ungerichtete Hypothesen formuliert wurden.

**t-Test**
Um Unterschiede zwischen zwei arithmetischen Mittelwerten auf statistische Signifikanz zu untersuchen, wurde in der Regel der t-Test verwendet. Sofern in den Ergebnissen nicht anders beschrieben, wurde der t-Test für unabhängige Stichproben verwendet, da verschiedene Patientengruppen miteinander verglichen wurden.

**Einfaktorielle Varianzanalyse (ANOVA)**
Um Unterschiede zwischen zwei oder mehr arithmetischen Mittelwerten auf statistische Signifikanz zu untersuchen, wurde die einfaktorielle Varianzanalyse (ANOVA) verwendet, bei welcher die Varianz einer Variablen zwischen den Subgruppen mit der Varianz innerhalb der Subgruppen verglichen wird, um Unterschiede zu beurteilen.

**Korrelationsanalyse**
Um die Stärke und Signifikanz von Zusammenhängen zwischen intervallskalierten Variablen zu untersuchen, wurden Korrelationsanalysen durchgeführt. Hierfür wurde anhand der Kovarianz Pearsons r zur Bestimmung der Stärke des Zusammenhangs berechnet und die Korrelation auf statistische Signifikanz geprüft. Fehlende Werte wurden dabei paarweise ausgeschlossen. Für den Betrag der Stärke des Zusammenhangs galt die folgende Einteilung:
$r < 0{,}1$: kein Zusammenhang
$0{,}1 \leq r < 0{,}3$: geringer Zusammenhang
$0{,}3 \leq r < 0{,}5$: mittlerer Zusammenhang
$0{,}5 \leq r < 0{,}7$: hoher Zusammenhang
$r \geq 0{,}7$: sehr hoher Zusammenhang

**Signifikanzniveau**
Bei Verwendung der vorgenannten Testverfahren wurde die Nullhypothese verworfen, wenn der berechnete Signifikanzwert das 5 %-Niveau unterschritt ($p < 0{,}05$). Diese Ergebnisse wurden als statistisch signifikant bewertet. Testergebnisse mit einem Signifikanzwert unter 0,1 % ($p < 0{,}001$) wurden als statistisch hochsignifikant bezeichnet. Wenn nicht anders beschrieben, wurden aufgrund des explorativen Charakters der Auswertung ungerichtete Hypothesen getestet und folglich Signifikanzwerte für zweiseitige Tests berechnet.

# 5. Darstellung der Ergebnisse

## 5.1 Beschreibung der Teilnehmer und der Arzneimitteltherapie

### Teilnehmerstruktur

300 Apotheken in Sachsen-Anhalt (49,0 % der 612 Apotheken des Landes) folgten dem Aufruf der Apothekerkammer, indem sie bei insgesamt 1090 Patienten Medikationsanalysen durchführten und dokumentierten. Von den Teilnehmern waren 523 männlich (48,0 %) und 566 weiblich (52,0 %), für einen Teilnehmer wurde kein Geschlecht dokumentiert. Die Teilnehmer waren zum Zeitpunkt der Analyse durchschnittlich 72,0 Jahre alt (Median 74 Jahre, Spanne 34 bis 93 Jahre). Das durchschnittliche Alter der Männer betrug 71,3 Jahre, das der Frauen 72,5 Jahre (Abbildung 2)[1].

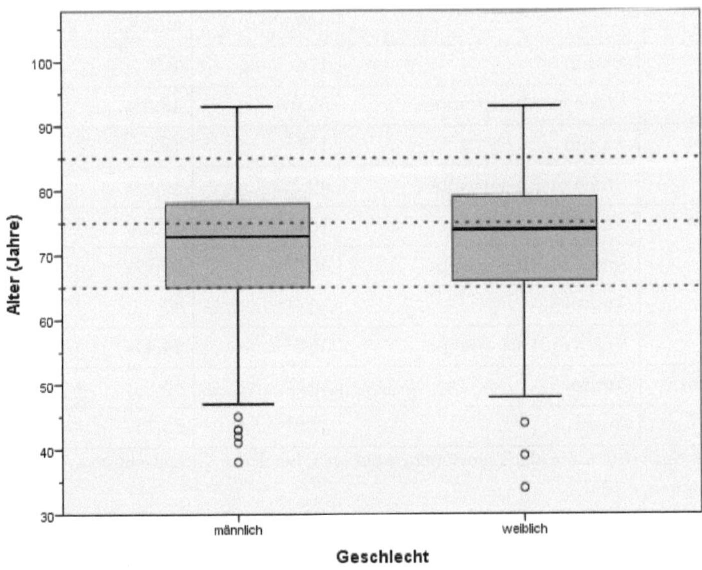


Abbildung 2: Altersverteilung der Teilnehmer nach Geschlecht

Für die Auswertung wurden vier Altersgruppen gebildet, welche im Diagramm durch gestrichelte Linien abgegrenzt wurden. Der erste Schwellenwert von 65 Jahren ergibt sich daraus, dass „potentiell inadäquate Medikation bei

[1] Boxen: Bereiche zwischen 1. und 3. Quartil mit Medianen (männlich: 73 Jahre, weiblich: 74 Jahre), T-Balken: Bereich vertretener Alterswerte (innerhalb 1,5-fachen Interquartilabstands), Kreise: Alterswerte außerhalb der T-Balken

Älteren“ ab diesem Alter erfasst wird, außerdem handelt es sich um das Renten- bzw. Pensionsalter in Deutschland. Anschließend wurden Zehn-Jahres-Abstände (65 bis 74 Jahre, 75 bis 84 Jahre) gewählt, um altersbedingte Unterschiede erkennen zu können und ausreichend große Gruppen zur statistischen Auswertung zu generieren. Die kleine Gruppe der über 85-Jährigen repräsentiert die sehr alten Patienten. 223 Teilnehmer (21,2 %) waren unter 65 Jahre, 360 Teilnehmer (34,2 %) zwischen 65 und 74 Jahre und 397 Teilnehmer (37,7 %) zwischen 75 und 84 Jahre alt. 73 Teilnehmer (6,93 %) waren 85 Jahre und älter. Für 37 Teilnehmer wurde kein Alter dokumentiert. Geschlechtsanteile innerhalb der Gruppen werden in Tabelle 6 dargestellt.

Tabelle 6: Zusammensetzung der Teilnehmer nach Alter und Geschlecht

| Altersgruppe | | Geschlecht | | Gesamt |
|---|---|---|---|---|
| | | männlich | weiblich | |
| < 65 | Anzahl | 116 | 107 | 223 |
| | Anteil in Altersgruppe | 52,0% | 48,0% | 100,0% |
| 65 - 74 | Anzahl | 177 | 183 | 360 |
| | Anteil in Altersgruppe | 49,2% | 50,8% | 100,0% |
| 75 - 84 | Anzahl | 184 | 213 | 397 |
| | Anteil in Altersgruppe | 46,3% | 53,7% | 100,0% |
| ≥ 85 | Anzahl | 26 | 47 | 73 |
| | Anteil in Altersgruppe | 35,6% | 64,4% | 100,0% |
| Gesamt | Anzahl | 503 | 550 | 1.053 |
| | Anteil | 47,8% | 52,2% | 100,0% |

In diese Analyse wurden alle Teilnehmer einbezogen, bei denen Geschlecht und Alter dokumentiert waren (n = 1053)

Ein graphischer Vergleich der vier Altersgruppen und ihrer Zusammensetzung nach Geschlechtern findet sich in Abbildung 3. Mit Ausnahme der ältesten Teilnehmergruppe sind Männer- und Frauenanteile relativ ausgewogen.

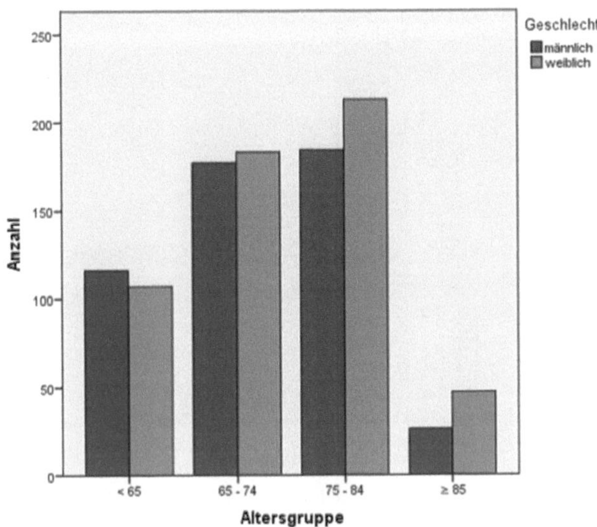


Abbildung 3: Teilnehmergruppen nach Alter und Geschlecht

Bei 676 Teilnehmern (64,9 %) war zum Zeitpunkt der Medikationsanalyse ein Medikationsplan vorhanden, dessen Vollständigkeit und Aktualität jedoch im Rahmen der Studie nicht ausgewertet wurden. 366 Teilnehmer (35,1 %) hatten keinen Medikationsplan, bei 48 Teilnehmern wurden keine Angaben gemacht. 745 Teilnehmer (68,3 %) kannten die Einnahmegründe für all ihre Arzneimittel, folglich bestand bei den übrigen 345 Teilnehmern (31,7 %) Informationsbedarf zu mindestens einem Arzneimittel.

### Therapie

Die Arzneimitteltherapie der 1090 Teilnehmer umfasste insgesamt 11579 Präparate. Hierzu zählten sowohl rezeptpflichtige (Rx-)Arzneimittel, als auch nicht-rezeptpflichtige (Non-Rx- bzw. OTC-)Arzneimittel und Präparate ohne Arzneimittelstatus, etwa Medizinprodukte und Nahrungsergänzungsmittel. Im Mittel wendete ein Teilnehmer 10,6 Präparate an (Spanne 2 - 30). Hiervon waren 8,48 Präparate (79,8 %) rezeptpflichtig, darunter 0,0908 Betäubungsmittel (0,85 %). 1,52 Präparate (14,3 %) gehörten zu den OTC-Arzneimitteln, 0,617 Präparate (5,81 %) waren Nicht-Arzneimittel.

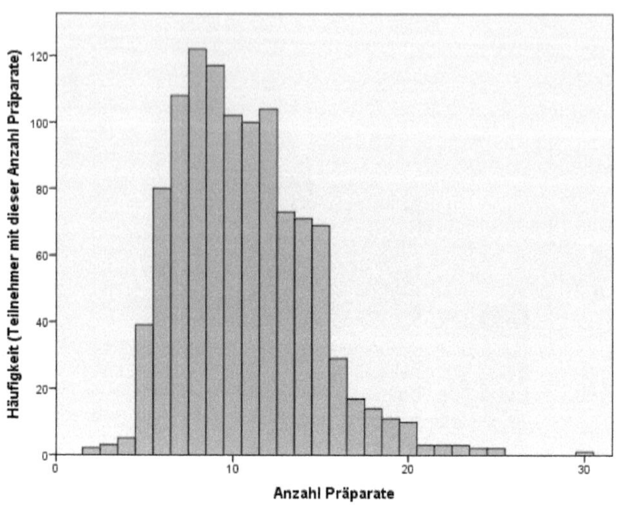


Abbildung 4: Häufigkeitsverteilung der Präparat-Anzahl je Patient

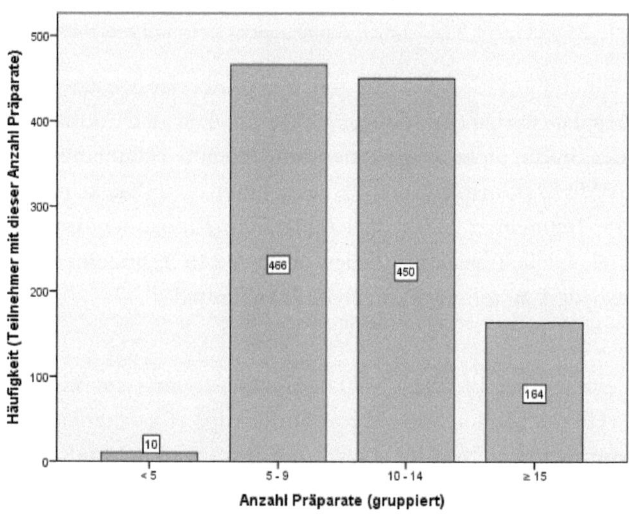


Abbildung 5: Teilnehmer in Präparat-Anzahl-Gruppen

Im Histogramm in Abbildung 4 wird die Häufigkeitsverteilung der Anzahl Präparate je Patient beschrieben. Die intervallskalierte Variable Anzahl Präparate wurde in eine ordinalskalierte Variable mit Präparat-Anzahl-Gruppen zu Fünf-Präparat-Schritten konvertiert (Abbildung 5).

Von den durchschnittlich 10,6 Präparaten eines jeden Teilnehmers wurden 9,54 (89,8 %) aktuell angewendet. Bei 1,46 Präparaten (13,8 %) handelte es sich um Bedarfsmedikation. Der Grund für die Anwendung der eigenen Medikation war den Teilnehmern bei 9,78 Präparaten (92,1 %) bekannt. Mit mindestens fünf dauerhaft angewendeten Arzneimitteln waren 1058 Teilnehmer von Polypharmazie betroffen.

**Klassifizierung nach ATC-Codes**

11372 der 11579 Präparate konnten einem ATC-Code zugeordnet werden. Nach erfolgter Codierung wurde die Häufigkeit der Präparate aus den verschiedenen anatomischen Hauptgruppen, welche das erste Zeichen des ATC-Codes umfasst, ausgewertet. Dies ermöglicht einen Überblick über die anatomischen Strukturen und Organsysteme, für welche die meisten Präparate indiziert waren. Abbildung 6 stellt den Anteil der Präparate dieser Gruppen an allen ATC-codierten Präparaten dar.

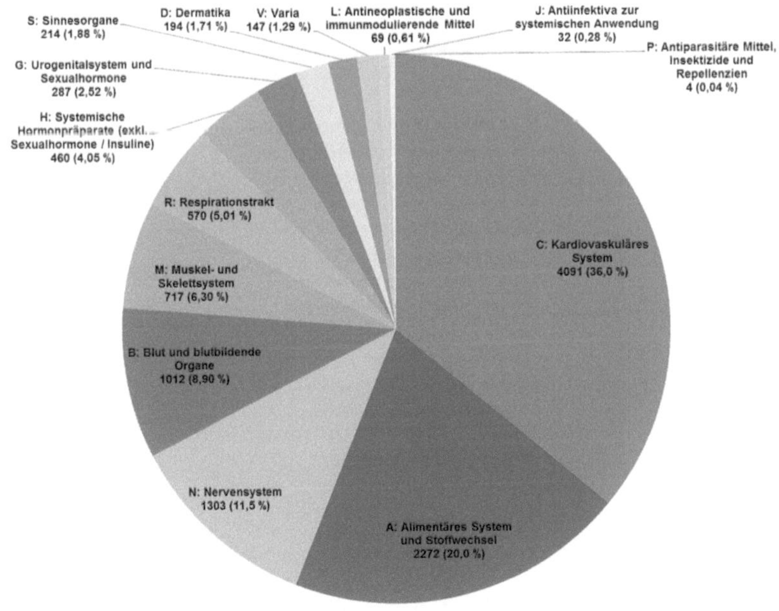


Abbildung 6: Anteil Präparate nach ATC-Code (Ebene I)

Über 75 % der Medikation entfallen somit auf die vier anatomischen Hauptgruppen „kardiovaskuläres System", „alimentäres System und Stoffwechsel", „Nervensystem" und „Blut und blutbildende Organe".

Um detailliertere Informationen über die Indikation der häufigsten Arzneimittelgruppen zu erhalten, wurden die Präparate zusätzlich auch auf der Ebene der therapeutischen Hauptgruppe, welche die ersten drei Zeichen des ATC-Codes umfasst, ausgewertet. Da Präparate aus 99 verschiedenen therapeutischen Hauptgruppen verwendet wurden, beschränkt sich Abbildung 7 auf die 25 zahlenmäßig größten Gruppen.

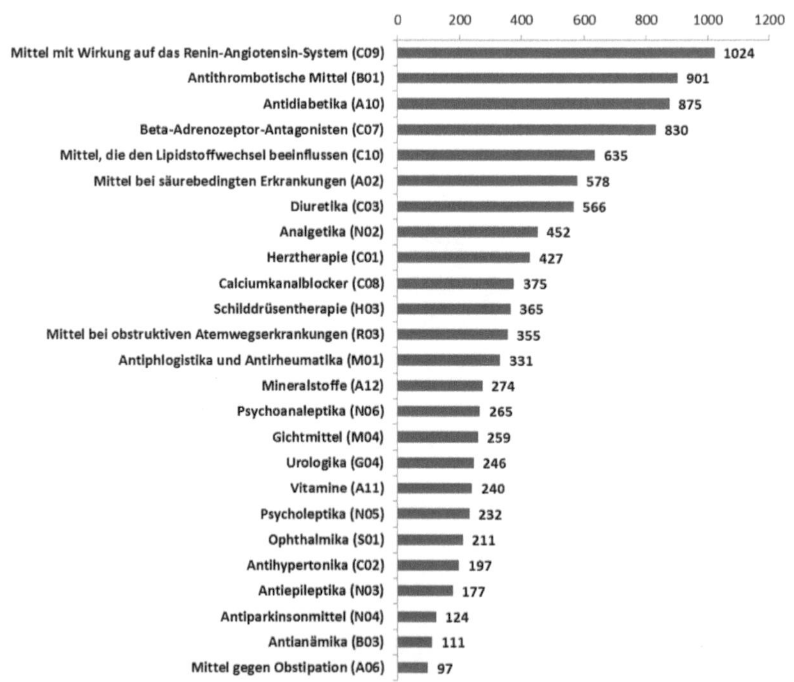


Abbildung 7: Top 25 Arzneimittelgruppen nach ATC-Code (Ebene II)

So lässt sich beispielsweise erkennen, zu welchen Anteilen sich die anatomische Hauptgruppe C („Kardiovaskuläres System") aus den therapeutischen Hauptgruppen C09, C07, C10, C03, C01, C08 und C02 zusammensetzt, welche zusammen 4054 der 4091 Präparate der anatomischen Hauptgruppe C ausmachen.

## 5.2 Prozessdaten der Medikationsanalyse

Für die Durchführung der Medikationsanalyse einschließlich der Patientengespräche dokumentierten die Apotheker einen Gesamtzeitaufwand von durchschnittlich 66,7 min (Median: 60 min), wobei es große Schwankungen gab (Standardabweichung: 35,4 min). Der Gesamtzeitaufwand setzte sich zusammen aus dem Aufwand für die Medikationsanamnese und dem Aufwand für das Auswertungsgespräch (s. Tabelle 7). Da auf 72 Bögen die Dauer der Medikationsanamnese und/oder die Dauer des Auswertungsgesprächs fehlte, konnte für diese kein Gesamtzeitaufwand ermittelt werden. Somit wurde dessen Berechnung anhand der 1018 Bögen mit vollständiger Dokumentation durchgeführt.

Tabelle 7: Zeitaufwand für die Medikationsanalysen

| Zeitaufwand | Medikationsanamnese (n = 1077) | Auswertungsgespräch (n = 1020) | Gesamt (n = 1018) |
|---|---|---|---|
| Mittelwert | 32,9 min | 33,4 min | 66,7 min |
| Standardabw. | 23,1 min | 18,0 min | 35,4 min |
| Minimum | 3 min | 5 min | 9 min |
| Maximum | 210 min | 240 min | 300 min |
| Teilnehmer ohne Angabe | 23 (2,11 %) | 70 (6,42 %) | 72 (6,61 %) |

Zur Analyse der Medikation wurden von den Apothekern verschiedene Werkzeuge und Hilfen eingesetzt, die auf den Teilnehmerbögen zum Ankreuzen zur Auswahl standen (Tabelle 8). Mehrfachnennungen waren möglich.

Tabelle 8: Verwendete Hilfsmittel bei den Medikationsanalysen

| Hilfsmittel | Verwendet bei Bögen | Anteil an allen Bögen |
|---|---|---|
| ABDA-Datenbank | 1023 | 93,9 % |
| ABDA-CAVE-Modul | 752 | 69,0 % |
| Fachbücher | 428 | 39,3 % |
| Kollegen | 332 | 30,5 % |
| Leitlinien | 309 | 28,4 % |

## 5.3 Ergebnisse der Medikationsanalyse

Im Fokus der Auswertung standen die im Rahmen der Medikationsanalysen identifizierten und mit Zahlencodes dokumentierten arzneimittelbezogenen Probleme. Insgesamt waren 918 (84,2 %) der 1090 Teilnehmer von mindestens einem ABP betroffen. Es wurden insgesamt 4460 ABP bei 3836 (33,1 %) der 11579 Präparate dokumentiert. Bei der Dokumentation der ABP waren sowohl mehrere Probleme bei einem Arzneimittel (z.B. „Ungeeigneter bzw. unzweckmäßiger Anwendungszeitpunkt“ und „Nebenwirkungen / Unverträglichkeiten“) als auch die Klassifizierung eines Problems bei mehreren beteiligten Arzneimitteln (z.B. bei „Interaktion“) möglich. Folglich entspricht die Zahl der Arzneimittel, die an mindestens einem ABP (gleich welcher Kategorie) beteiligt ist, nicht zwangsläufig der Summe der Arzneimittel in den ABP-Einzelkategorien. Im Mittel wurden je Patient 4,09 ABP bei 3,52 Präparaten identifiziert.

Bei der Detailauswertung der verschiedenen arzneimittelbezogener Probleme (nach den sechs PIE Doc®-Hauptkategorien) wurden zwei Größen berechnet:

1. Die Zahl der Teilnehmer, bei denen mindestens ein ABP der jeweiligen Kategorie identifiziert wurde, sowie ihr Anteil an allen Teilnehmern. Anhand dieser Betrachtung kann die Verbreitung von ABP unter den Teilnehmern eingeschätzt werden.

2. Die Zahl der Präparate, welche laut den Analysen mit mindestens einem ABP der jeweiligen Kategorie behaftet waren, sowie deren Anteil an allen 11579 Präparaten. Anhand dieser Betrachtung können an Problemen beteiligte Präparate und die Art der Klärung von ABP analysiert werden.

Tabelle 9 stellt dar, wie viele Teilnehmer von mindestens einem Problem der jeweiligen PIE-Doc®-Hauptkategorie betroffen waren und bei wie vielen Präparaten ein Problem dieser Kategorie dokumentiert wurde. Wie die arzneimittelbezogenen Probleme wurde die Klärung präparatebezogen dokumentiert.

Tabelle 9: Anzahl arzneimittelbezogener Probleme

| PIE-Doc®-Kategorie | Teilnehmer mit ≥ 1 ABP | Anteil an allen Teilnehmer | Präparate mit ABP | Anteil an allen Präparaten |
|---|---|---|---|---|
| A | 197 | 18,1 % | 332 | 2,87 % |
| C | 509 | 46,7 % | 1043 | 9,01 % |
| D | 208 | 19,1 % | 304 | 2,63 % |
| W | 585 | 53,7 % | 2256 | 19,5 % |
| U | 231 | 21,2 % | 379 | 3,27 % |
| S | 33 | 3,03 % | 68 | 0,587 % |
| Alle | 918 | 84,2 % | 3836 | 33,1 % |

Bedeutung der PIE-Doc®-Kategorien:

A: Unzweckmäßige Wahl eines Arzneimittels / Problem mit der Arzneimittelauswahl bei Verordnung; C: Unzweckmäßige Anwendung durch Patienten / Probleme mit Anwendung und Compliance; D: Unzweckmäßige Dosierung / Probleme mit Dosierung; W: Probleme mit Arzneimittelinteraktionen; U: Probleme mit unerwünschten Arzneimittelwirkungen; S: Sonstige Probleme

Abbildung 8 stellt dar, bei welchem Anteil der Präparate mit ABP die Klärung mit dem Patienten, mit dem Arzt, oder gar nicht vorgenommen wurde.

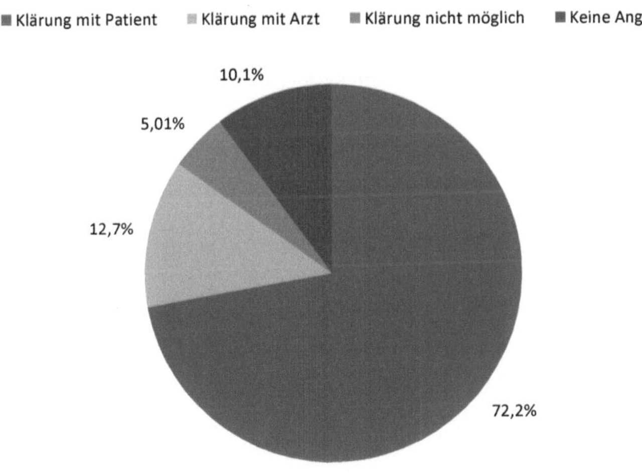


Abbildung 8: Klärung arzneimittelbezogener Probleme

Um eine Aussage über mögliche Unterschiede bei der Klärung arzneimittelbezogener Probleme nach ihrer Art treffen zu können, erfolgt in Abbildung 9 eine Aufschlüsselung der ABP in die PIE-Doc®-Hauptkategorien.

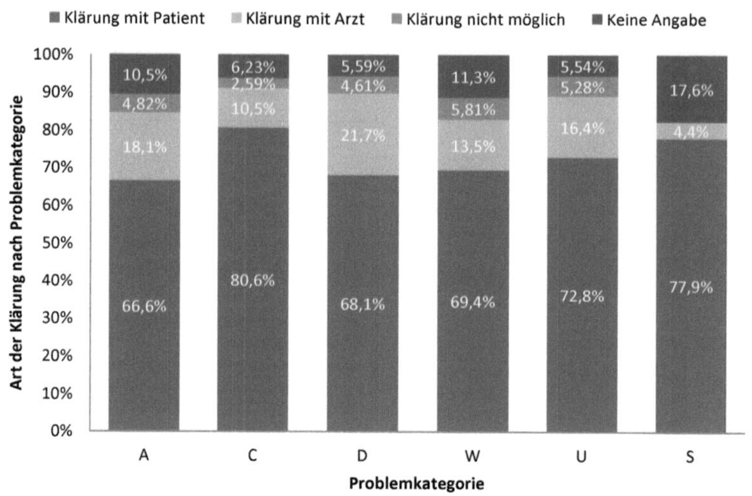


Abbildung 9: Klärung arzneimittelbezogener Probleme nach Kategorie

## 5.4 Unterschiede der Arzneimitteltherapie zwischen Teilnehmern

### Medikationspläne

Die Verbreitung von Medikationsplänen in den (in Tabelle 6 eingeführten) Teilnehmergruppen nach Alter und Geschlecht wird in Tabelle 10 dargestellt.

Tabelle 10: Teilnehmer mit Medikationsplan nach Alter und Geschlecht

| Altersgruppe | | Geschlecht | | Gesamt |
|---|---|---|---|---|
| | | männlich | weiblich | |
| < 65 | Teilnehmer mit Plan | 70 | 55 | 125 |
| | Anteil Teilnehmer mit Plan | 63,1 % | 53,9 % | 58,7 % |
| 65 - 74 | Teilnehmer mit Plan | 120 | 102 | 222 |
| | Anteil Teilnehmer mit Plan | 70,6 % | 59,0 % | 64,7 % |
| 75 - 84 | Teilnehmer mit Plan | 121 | 131 | 252 |
| | Anteil Teilnehmer mit Plan | 68,8 % | 63,3 % | 65,8 % |
| ≥ 85 | Teilnehmer mit Plan | 20 | 38 | 58 |
| | Anteil Teilnehmer mit Plan | 83,3 % | 80,9 % | 81,7 % |
| Gesamt | Teilnehmer mit Plan | 331 | 326 | 657 |
| | Anteil Teilnehmer mit Plan | 68,8% | 61,6% | 65,0% |

In diese Analyse wurden alle Teilnehmer einbezogen, bei welchen Alter, Geschlecht und Vorhandensein eines Medikationsplans dokumentiert waren (n = 1010). Zellenwerte beschreiben die Anzahl bzw. den prozentualen Anteil der Teilnehmer mit Medikationsplan in der Subgruppe.

Unabhängig von der Altersgruppe hatten männliche Teilnehmer häufiger einen Medikationsplan. Der Unterschied in der Medikationsplanverbreitung zwischen männlichen und weiblichen Teilnehmern ist statistisch hochsignifikant ($\chi^2$-Test; $p < 0,001$). Mit zunehmender Altersgruppe steigt der Anteil von Teilnehmern mit Medikationsplan. Die altersabhängigen Unterschiede sind ebenfalls statistisch hochsignifikant ($\chi^2$-Test; $p < 0,001$).

### Bekanntheit der Anwendungsgründe

Bei 345 Teilnehmern (31,7 %) bestand Informationsbedarf zum Anwendungsgrund eines oder mehrerer Präparate. Wie in Abbildung 10 dargestellt, stieg der Anteil der Teilnehmer mit Informationsbedarf mit dem Alter und war bei Männern höher ($\chi^2$-Test; $p_{(Altersgruppe)} < 0,001$, $p_{(Geschlecht)} < 0,01$). Zwischen Teilnehmern mit bzw. ohne Medikationsplan konnten dagegen keine statistisch signifikanten Unterschiede festgestellt werden.

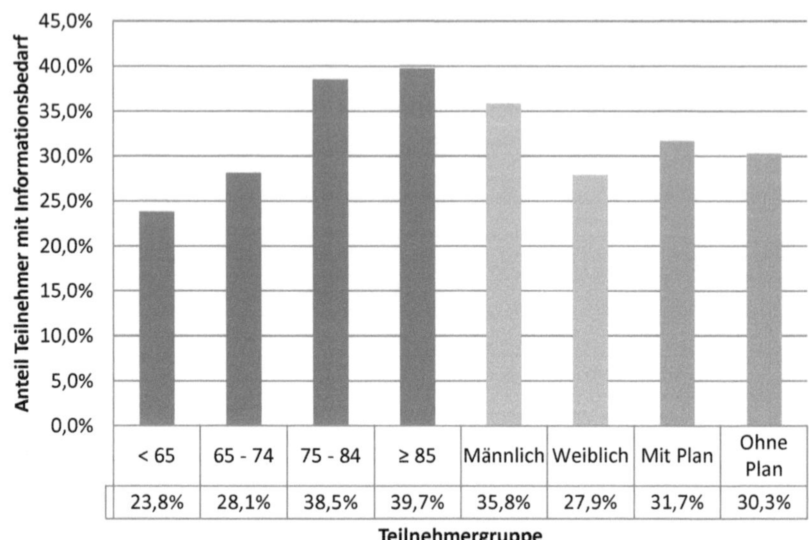


Abbildung 10: Teilnehmer mit Informationsbedarf

In die Analyse wurden alle Teilnehmer einbezogen, bei denen das jeweils relevante Merkmal dokumentiert wurde: $n_{(Alter)} = 1053$, $n_{(Geschlecht)} = 1089$; $n_{(Medikationsplan)} = 1042$.

Die Analyse einer Kreuztabelle zeigte, dass Patienten der Anwendungsgrund häufiger bei Präparaten zur Bedarfsmedikation (96,9 %) als bei Präparaten zur Dauermedikation (91,3 %) bekannt war (OR = 3,02, $\chi^2$–Test, $p < 0{,}001$).

**Anzahl der Präparate in den verschiedenen Teilnehmergruppen**

Zunächst wurde die durchschnittliche Anzahl Präparate je Teilnehmer in den Gruppen nach Alter und Geschlecht bzw. mit und ohne Medikationsplan ermittelt (Abbildung 11), dann wurden diese nach Anwendungsstatus (Dauer- und Bedarfsmedikation) und Rezeptstatus stratifiziert (Tabelle 11).

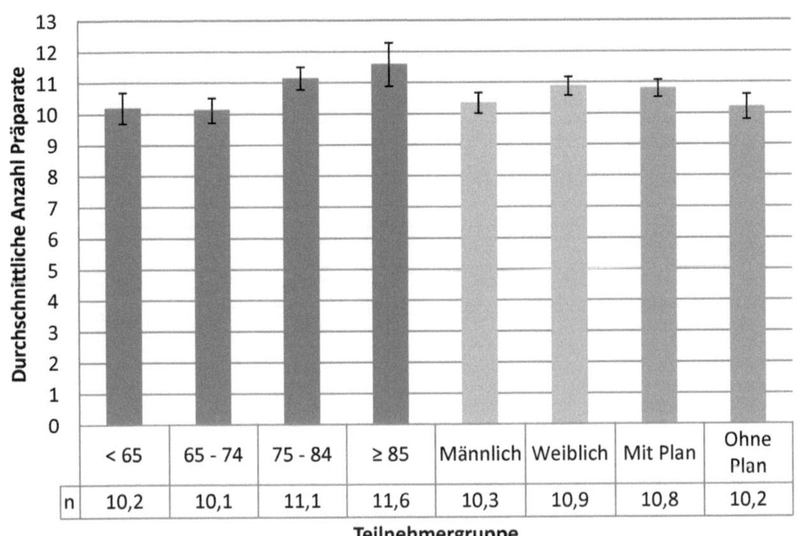


Abbildung 11: Durchschnittliche Anzahl Präparate

In die Analyse wurden alle Teilnehmer einbezogen, bei denen das jeweils relevante Merkmal dokumentiert wurde: $n_{(Alter)} = 1053$, $n_{(Geschlecht)} = 1089$; $n_{(Medikationsplan)} = 1042$. Die T-Balken geben das jeweilige 95 %-Konfidenzintervall an.

Für die Ergebnisse wurden Signifikanztests durchgeführt. Die Unterschiede in der Anzahl der Präparate zwischen den Altersgruppen sind statistisch hochsignifikant (ANOVA, $F(3/1049) = 7{,}41$, $p < 0{,}001$). Die Unterschiede zwischen den Geschlechtern (t-Test, $t(1087) = 2{,}38$, $p < 0{,}05$) und zwischen Teilnehmern mit und ohne Medikationsplan (t-Test, $t(1040) = 2{,}45$, $p < 0{,}05$) sind signifikant. In den folgenden Tabellen werden die festgestellten Unterschiede nach Status der Präparate untersucht und näher beschrieben.

**Stratifizierung nach Anwendungs- und Rezeptstatus**

Zunächst wurde die unterschiedliche durchschnittliche Präparate-Anzahl bei den männlichen und weiblichen Teilnehmern im Detail analysiert, wie in Tabelle 11 dargestellt. Neben der Gesamtanzahl wird auch die Anzahl nach Anwendungsstatus (Dauer- und Bedarfsmedikation) bzw. nach Rezeptstatus (Rx-Arzneimittel, OTC-Arzneimittel und Nicht-Arzneimitte) gegenübergestellt und auf statistische Signifikanz getestet.

Tabelle 11: Vergleich der Präparatkategorien nach Geschlecht

| | Status der Präparate | Ø Männer (n = 523) | Ø Frauen (n = 566) | t | Signifikanz |
|---|---|---|---|---|---|
| Gesamt | Alle Präparate | 10,3 | 10,9 | -2,38 | < 0,05 |
| Anwendung | Dauermedikation | 9,17 | 9,15 | n. s. | |
| | | 88,7 % | 84,1 % | | |
| | Bedarfsmedikation | 1,17 | 1,73 | -5,47 | < 0,001 |
| | | 11,3 % | 15,9 % | | |
| Rezeptstatus | Rx-Arzneimittel | 8,57 | 8,40 | n. s. | |
| | | 82,8 % | 77,2 % | | |
| | OTC-Arzneimittel | 1,27 | 1,74 | -5,54 | < 0,001 |
| | | 12,3 % | 16,0 % | | |
| | Nicht-Arzneimittel | 0,505 | 0,723 | -3,64 | < 0,001 |
| | | 4,88 % | 6,64 % | | |

n = 1089, Ø Alter$_{(Männer)}$ = 71,3 Jahre, Ø Alter$_{(Frauen)}$ = 72,5 Jahre, Ermittlung der statistischen Signifikanz: t-Test für unabhängige Stichproben. Die %-Werte beziehen sich auf den Anteil der Präparate mit dem jeweiligen Status an allen Präparaten in der Teilnehmergruppe.

Weibliche Teilnehmer wiesen eine signifikant höhere Anzahl an im Medikationsplan dokumentierten Präparaten auf. Bei Betrachtung nach Einnahmestatus wird deutlich, dass dies auf eine höhere Zahl von Präparaten zur Bedarfsmedikation zurückzuführen ist, wohingegen die Anzahl dauerhaft eingenommener Präparate sich nicht signifikant von der männlicher Teilnehmer unterscheidet. Wird der Rezeptstatus berücksichtigt, ergeben sich die signifikanten Unterschiede in der Anzahl (selbst erworbener) OTC-Arzneimittel und Nicht-Arzneimittel, nicht jedoch in der Anzahl (verordneter) rezeptpflichtiger Arzneimittel.

In Tabelle 12 wurde die Auswertung in gleicher Weise für die Präparate-Anzahl der Teilnehmer mit und ohne Medikationsplan durchgeführt.

Tabelle 12: Vergleich der Präparatkategorien nach Medikationsplan

| | Status der Präparate | Ø mit Plan (n = 676) | Ø ohne Plan (n = 366) | t | Signifikanz |
|---|---|---|---|---|---|
| Gesamt | Alle Präparate | 10,8 | 10,2 | 2,45 | < 0,05 |
| Anwendung | Dauermedikation | 9,38 | 8,72 | 3,12 | < 0,01 |
| | | 86,8 % | 85,4 % | | |
| | Bedarfsmedikation | 1,42 | 1,49 | n. s. | |
| | | 13,2 % | 14,6 % | | |
| Rezeptstatus | Rx-Arzneimittel | 8,75 | 7,98 | 3,82 | < 0,001 |
| | | 81,0 % | 78,1 % | | |
| | OTC-Arzneimittel | 1,48 | 1,51 | n. s. | |
| | | 13,7 % | 14,8 % | | |
| | Nicht-Arzneimittel | 0,57 | 0,72 | 2,34 | < 0,05 |
| | | 5,24 % | 7,09 % | | |

n = 1042, Ø $\text{Alter}_{(\text{mit Medikationsplan})}$ = 72,7 Jahre, Ø $\text{Alter}_{(\text{ohne Medikationsplan})}$ = 70,6 Jahre, Ermittlung der statistischen Signifikanz: t-Test für unabhängige Stichproben. Die %-Werte beziehen sich auf den Anteil der Präparate mit dem jeweiligen Status an allen Präparaten in der Teilnehmergruppe.

Teilnehmer mit Medikationsplan wendeten im Schnitt signifikant mehr Präparate an. Die Unterteilung nach Anwendungsregimes zeigt, dass für diesen Unterschied ausschließlich die Dauermedikation verantwortlich ist. Bei der Auswertung nach Rezeptstatus ergibt sich für Teilnehmer mit Medikationsplan eine deutlich höhere Anzahl rezeptpflichtiger Arzneimittel, während sich die Zahl der OTC-Arzneimittel kaum unterscheidet und die Zahl der Nicht-Arzneimittel gegenüber Teilnehmern ohne Medikationsplan signifikant niedriger liegt.

In Tabelle 13 wurde die Anzahl Präparate schließlich in den vier zuvor definierten Altersgruppen ausgewertet, wobei ebenfalls Anwendungs- und Rezeptstatus gegenübergestellt wurden. Zur Berechnung der statistischen Signifikanz der Unterschiede wurde in diesem Fall eine einfaktorielle Varianzanalyse (ANOVA) mit dem Tukey-HSD-Test zur post-hoc-Untersuchung der Unterschiede zwischen den vier Gruppen herangezogen. So lässt sich feststellen, welche Gruppen für die Ergebnisse der ANOVA ausschlaggebend sind.

Tabelle 13: Vergleich der Präparatkategorien nach Altersgruppen

| Status der Präparate | | Ø < 65 (n = 223) | Ø 65 -74 (n = 360) | Ø 75 - 84 (n = 397) | Ø ≥ 85 (n = 73) | F | Signifikanz |
|---|---|---|---|---|---|---|---|
| Gesamt | Alle Präparate | $10,2_{a}$ | $10,1_{a}$ | $11,1_{b}$ | $11,6_{c}$ | 7,41 | < 0,001 |
| Anwendung | Dauer-medikation | $8,68_{a}$ | $8,71_{a}$ | $9,62_{b}$ | $10,18_{b}$ | 9,22 | < 0,001 |
| | | 85,1 % | 86,1 % | 86,3 % | 87,8 % | | |
| | Bedarfs-medikation | 1,52 | 1,41 | 1,52 | 1,41 | n. s. | |
| | | 14,9 % | 13,9 % | 13,7 % | 12,2 % | | |
| Rezeptstatus | Rx-Arzneimittel | 8,23 | $8,18_{a}$ | $8,81_{b}$ | 9,12 | 4,03 | < 0,01 |
| | | 80,7 % | 80,8 % | 79,0 % | 78,7 % | | |
| | OTC-Arzneimittel | 1,42 | 1,39 | 1,63 | 1,81 | 3,09 | < 0,05 |
| | | 13,9 % | 13,7 % | 14,6 % | 15,6 % | | |
| | Nicht-Arzneimittel | 0,53 | 0,55 | 0,71 | 0,63 | n. s. | |
| | | 5,19 % | 5,46 % | 6,37 % | 5,44 % | | |

n = 1053, Ermittlung der statistischen Signifikanz: ANOVA. Mittelwerte in derselben Zeile mit unterschiedlichem Subskript unterscheiden sich statistisch signifikant nach Post-Hoc-Analyse (Tukey-HSD). Die %-Werte beziehen sich auf den Anteil der Präparate mit dem jeweiligen Status an allen Präparaten in der Teilnehmergruppe.

Während der Umfang der Gesamtmedikation bei Patienten unter 65 und zwischen 65 und 74 Jahren gleichbleibt, steigt er in höheren Altersgruppen statistisch hochsignifikant an. Bei der Auswertung nach Anwendungsregime lässt sich dies auf die Dauermedikation zurückzuführen, wohingegen die Anzahl der Präparate zur Bedarfsmedikation gleich bleibt. Bei der Auswertung nach Rezeptstatus steigt die Zahl der Rx- und der OTC-Arzneimittel im höheren Alter an, die Zahl der Nicht-Arzneimittel ändert sich nicht signifikant.

## 5.5 Prozessdaten der Medikationsanalyse nach Teilnehmergruppen

Der durchschnittliche Gesamtzeitaufwand für die Durchführung einer Medikationsanalyse wurde auf die verschiedenen Teilnehmergruppen bezogen ausgewertet (Abbildung 12).

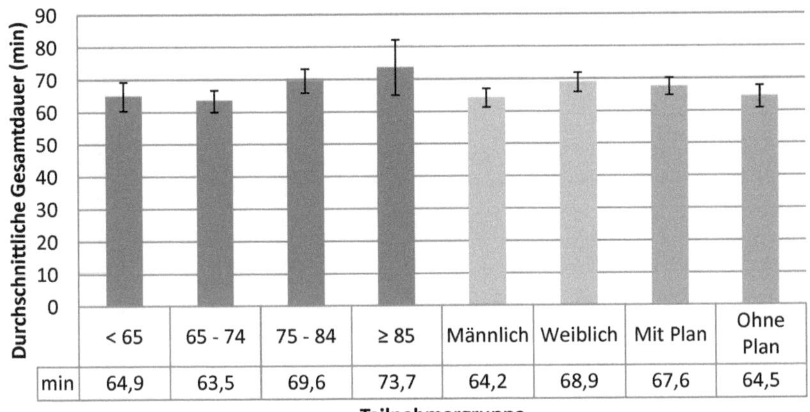


| | < 65 | 65 - 74 | 75 - 84 | ≥ 85 | Männlich | Weiblich | Mit Plan | Ohne Plan |
|---|---|---|---|---|---|---|---|---|
| min | 64,9 | 63,5 | 69,6 | 73,7 | 64,2 | 68,9 | 67,6 | 64,5 |

Abbildung 12: Zeitaufwand in Subgruppen

$n_{(<65)} = 210$, $n_{(65-74)} = 331$, $n_{(75-84)} = 375$, $n_{(\geq 85)} = 71$, $n_{(Männlich)} = 482$, $n_{(Weiblich)} = 535$, $n_{(Mit\ Plan)} = 627$, $n_{(Ohne\ Plan)} = 353$, Ermittlung der statistischen Signifikanz: ANOVA. Die T-Balken geben das jeweilige 95 %-Konfidenzintervall an.

Bei dieser Auswertung wurden sämtliche Teilnehmer mit Dokumentation des Gruppenmerkmals und vollständiger Dokumentation des Zeitaufwands für Medikationsanamnese und Auswertungsgespräch berücksichtigt, da nur bei ihnen ein Gesamtzeitaufwand der Analyse gebildet werden konnte. Statistisch signifikant gemäß ANOVA sind die Unterschiede bei der Gesamtdauer zwischen den Gruppen nach Alter ($F(3/983) = 3{,}14$, $p < 0{,}05$) und nach Geschlecht ($F(1/1015) = 5{,}00$, $p < 0{,}05$).

In Abbildung 13 wird der Zeitaufwand nach gruppierter Anzahl der Präparate der Teilnehmer dargestellt. Hierfür wurden die in Abbildung 5 vorgestellten Gruppen verwendet, wobei die Teilnehmergruppe mit weniger als fünf Präparaten sehr klein war.

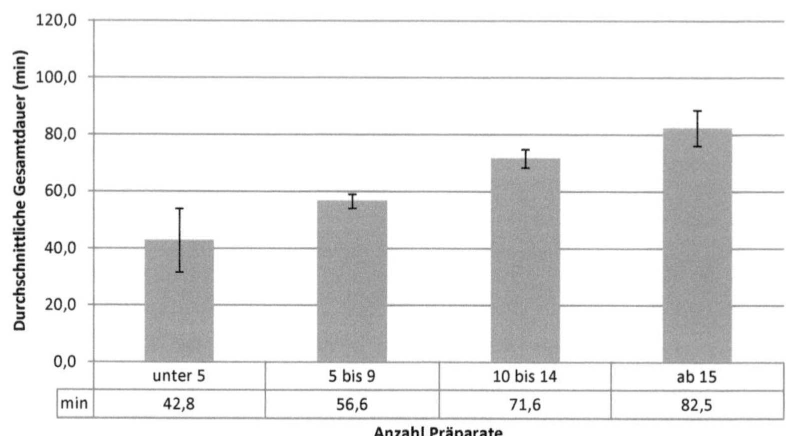


Abbildung 13: Zeitaufwand nach Anzahl der Präparate

$n_{(\text{unter } 5)} = 9$, $n_{(5 \text{ bis } 9)} = 429$, $n_{(10 \text{ bis } 14)} = 422$, $n_{(\text{ab } 15)} = 158$, Ermittlung der statistischen Signifikanz: ANOVA. Die T-Balken geben das jeweilige 95 %-Konfidenzintervall an.

Der Zeitaufwand für Medikationsanalysen steigt demnach mit der Anzahl der Präparate, die Unterschiede in der Gesamtdauer der Medikationsanalyse zwischen den Gruppen sind hochsignifikant ($F(3/1014) = 31{,}5$, $p < 0{,}001$).

Schließlich wurde der Zusammenhang zwischen der gruppierten Anzahl der ABP und der durchschnittlichen Gesamtdauer der Medikationsanalyse ausgewertet (Abbildung 14). Hier wurden Gruppen nach Anzahl der ABP in 5er Schritten gebildet, wobei Teilnehmer ohne ABP als separate Gruppe betrachtet wurden. Die Gruppe mit zehn oder mehr detektierten Problemen war relativ klein.

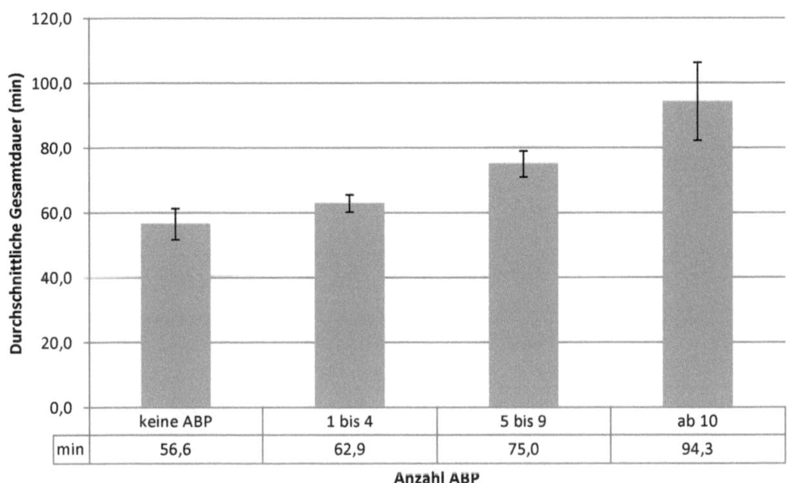


Abbildung 14: Zeitaufwand nach Anzahl der ABP

$n_{(keine\ ABP)} = 155$, $n_{(1\ bis\ 4)} = 529$, $n_{(5\ bis\ 9)} = 292$, $n_{(ab\ 10)} = 42$, Ermittlung der statistischen Signifikanz: ANOVA. Die T-Balken geben das jeweilige 95 %-Konfidenzintervall an.

Die Gesamtdauer der Medikationsanalyse erhöht sich auch mit der Anzahl identifizierter arzneimittelbezogener Probleme. Die Unterschiede in der Gesamtdauer zwischen den Gruppen sind wiederum statistisch hochsignifikant ($F(3/1014) = 23{,}2$, $p < 0{,}001$).

## 5.6 Identifikation und Lösung arzneimittelbezogener Probleme

Die Teilnehmergruppen (nach Alter, Geschlecht und Vorhandensein eines Medikationsplans) wurden hinsichtlich des Identifizierung mindestens eines ABP der verschiedenen Kategorien (vgl. Tabelle 9) stratifiziert. Innerhalb einer Teilnehmergruppe wurden jeweils die Teilnehmer mit mindestens einem ABP der Kategorie jenen Teilnehmern ohne ABP dieser Kategorie gegenübergestellt. Anschließend wurden im Rahmen eines $\chi^2$-Tests die beobachteten Werte mit den theoretischen Erwartungswerten bei gleichmäßiger Verteilung der ABP abgeglichen und auf dieser Basis die Signifikanz der Unterschiede berechnet. Das Ergebnis wird in Tabelle 14 dargestellt.

Tabelle 14: Häufigkeit von ABP in Teilnehmergruppen

| Teilnehmer-gruppe | | Kateg. A | Kateg. C | Kateg. D | Kateg. W | Kateg. U | Kateg. S | Belieb. Kateg. | n |
|---|---|---|---|---|---|---|---|---|---|
| Altersgruppen | < 65 | 21,1 % | **42,6 %** | 19,7 % | 56,1 % | 23,3 % | 3,14 % | **85,2 %** | 223 |
| | 65 - 74 | 14,4 % | **41,1 %** | 16,4 % | 53,3 % | 18,9 % | 2,78 % | **82,8 %** | 360 |
| | 75 - 84 | 19,9 % | **53,9 %** | 21,4 % | 55,7 % | 23,7 % | 2,52 % | **87,4 %** | 397 |
| | ≥ 85 | 17,8 % | **46,6 %** | 17,8 % | 46,6 % | 15,1 % | 8,22 % | **75,3 %** | 73 |
| Geschlecht | Männlich | 17,6 % | 46,1 % | 19,1 % | 52,4 % | 18,7 % | 2,87 % | 83,0 % | 523 |
| | Weiblich | 18,6 % | 47,3 % | 19,1 % | 54,9 % | 23,5 % | 3,18 % | 85,5 % | 566 |
| Med.-plan | Mit Plan | 17,9 % | **42,9 %** | 18,6 % | 55,9 % | 20,0 % | 3,11 % | 84,2 % | 676 |
| | Ohne Plan | 17,2 % | **55,7 %** | 20,8 % | 51,6 % | 24,0 % | 3,28 % | 86,1 % | 366 |
| Alle Gruppen | | 18,1 % | 46,7 % | 19,1 % | 53,7 % | 21,2 % | 3,03 % | 84,2 % | 1090 |

Bedeutung der PIE-Doc®-Kategorien: vgl. Tabelle 5. In die Analysen wurden alle Teilnehmer einbezogen, bei denen das gruppenbestimmende Merkmal dokumentiert wurde: $n_{(Alter)} = 1053$, $n_{(Geschlecht)} = 1089$; $n_{(Medikationsplan)} = 1042$. Ermittlung der statistischen Signifikanz: $\chi^2$-Test. Auf dem 0,05-Niveau signifikante Unterschiede zwischen den verglichenen Gruppen werden durch Fettdruck der entsprechenden Werte dargestellt.

Bei der Untersuchung der ABP-Kategorien wiesen die Anteile von Teilnehmern mit arzneimittelbezogenen Problemen der Kategorie C („Unzweckmäßige Anwendung durch Patienten / Probleme mit Anwendung und Compliance“) zwischen den Altersgruppen und zwischen Teilnehmern mit und ohne Medikationsplan statistisch signifikante Unterschiede auf. Weitere ABP-Kategorien zeigten zwar Trends, verfehlten jedoch das geforderte Signifikanzniveau beim zweiseitigen $\chi^2$-Tests, so etwa der höhere Anteil weiblicher Teilnehmer mit unerwünschten Arzneimittelwirkungen und der überdurchschnittlich hohe Anteil an Teilnehmern mit Problemen der Kategorie S (hier: nicht sachgerechte Lagerung) in der Altersgruppe ab 85 Jahre. Tabelle 15 und

Tabelle 16 fokussieren deshalb nur auf die ABP-Kategorie C und die Teilnehmergruppen mit statistisch signifikanten Ergebnissen. Dabei wird die beobachtete Anzahl Teilnehmer der erwarteten Anzahl (bei gleichmäßiger Verteilung der ABP in allen Teilnehmergruppen) gegenübergestellt und aus den Abweichungen die statistische Signifikanz errechnet.

Tabelle 15: Teilnehmer mit ABP der Kategorie C nach Altersgruppen

| Altersgruppe | | Teilnehmer mit ABP C | | Gesamt |
|---|---|---|---|---|
| | | Mit ABP | Ohne ABP | |
| < 65 | Beobachtete Anzahl | 95 | 128 | 223 |
| | Erwartete Anzahl | 104,0 | 119,0 | |
| | Anteil in Altersgruppe | 42,6 % | 57,4 % | 100,0 % |
| 65 - 74 | Beobachtete Anzahl | 148 | 212 | 360 |
| | Erwartete Anzahl | 167,9 | 192,1 | |
| | Anteil in Altersgruppe | 41,1 % | 58,9 % | 100,0 % |
| 75 - 84 | Beobachtete Anzahl | 214 | 183 | 397 |
| | Erwartete Anzahl | 185,1 | 211,9 | |
| | Anteil in Altersgruppe | 53,9 % | 46,1 % | 100,0 % |
| ≥ 85 | Beobachtete Anzahl | 34 | 39 | 73 |
| | Erwartete Anzahl | 34,0 | 39,0 | |
| | Anteil in Altersgruppe | 46,6 % | 53,4 % | 100,0 % |
| Gesamt | Anzahl | 491 | 562 | 1053 |
| | Anteil | 46,6 % | 53,4 % | 100,0 % |

Kategorie C: Unzweckmäßige Anwendung durch Patienten / Probleme mit Anwendung und Compliance

Tabelle 16: Teilnehmer mit ABP der Kategorie C nach Medikationsplan

| Medikationsplan | | Teilnehmer mit ABP C | | Gesamt |
|---|---|---|---|---|
| | | Mit ABP | Ohne ABP | |
| Mit Medikationsplan | Anzahl | 290 | 386 | 676 |
| | Erwartete Anzahl | 320,5 | 355,5 | |
| | Anteil in Altersgruppe | 42,9 % | 57,1 % | 100,0 % |
| Ohne Medikationsplan | Anzahl | 204 | 162 | 366 |
| | Erwartete Anzahl | 173,5 | 192,5 | |

| | Anteil in Altersgruppe | 55,7 % | 44,3 % | 100,0 % |
|---|---|---|---|---|
| Gesamt | Anzahl | 494 | 548 | 1042 |
| | Anteil | 47,4 % | 52,6 % | 100,0 % |

Kategorie C: Unzweckmäßige Anwendung durch Patienten / Probleme mit Anwendung und Compliance

Der Anteil der Teilnehmer mit mindestens einem ABP der Kategorie C ist in der Gruppe der 75- bis 85-jährigen am größten und unterscheidet sich zwischen den Altersgruppen signifikant ($\chi^2 = 14{,}3$, df = 3, n = 1053, $p < 0{,}01$). Die Teilnehmer ohne Medikationsplan waren häufiger von arzneimittelbezogenen Problemen der Kategorie C betroffen. Das Ergebnis ist statistisch hochsignifikant (OR = 1,68, $\chi^2 = 15{,}7$, df = 1, n = 1042, $p < 0{,}001$).

**Anzahl Präparate und Anzahl ABP**

Ebenfalls untersucht wurde der Zusammenhang zwischen der Anzahl Präparate eines Patienten und der Anzahl ABP in den verschiedenen Kategorien. Hierfür wurden die bereits in Abbildung 5 vorgestellten Teilnehmergruppen nach Präparat-Anzahl verglichen (Tabelle 17).

Tabelle 17: Anzahl ABP nach Präparat-Anzahl

| Anzahl Präparate | Anzahl ABP / Patient | Kat. A | Kat. C | Kat. D | Kat. W | Kat. U | Kat. S |
|---|---|---|---|---|---|---|---|
| unter 5 | **1,00** | **0,300** | **0,100** | **0** | **0,400** | 0,300 | 0 |
| 5 bis 9 | **2,42** | **0,144** | **0,747** | **0,146** | **1,40** | 0,283 | 0,0858 |
| 10 bis 14 | **3,97** | **0,349** | **1,08** | **0,358** | **2,35** | 0,369 | 0,0422 |
| ab 15 | **5,54** | **0,640** | **1,27** | **0,457** | **3,32** | 0,476 | 0,0549 |
| Gesamt | **3,52** | **0,305** | **0,957** | **0,279** | **2,07** | 0,348 | 0,0624 |

$n_{(unter\ 5)} = 10$, $n_{(5\ bis\ 9)} = 466$, $n_{(10\ bis\ 14)} = 450$, $n_{(ab\ 15)} = 164$, $n_{(Gesamt)} = 1090$, Ermittlung der statistischen Signifikanz: ANOVA

Statistisch hochsignifikant ($p < 0{,}001$) sind die Unterschiede zwischen den untersuchten Patientengruppen bei der Gesamtanzahl der ABP ($F(3/1086) = 66{,}0$) und bei der Anzahl Probleme der Kategorien A ($F(3/1086) = 18{,}8$), C ($F(3/1086) = 8{,}31$), D ($F(3/1086) = 12{,}6$) und W ($F(3/1086) = 26{,}4$). Bei ABP der Kategorien U und S wird dagegen keine Signifikanz erreicht.

Um präzisere Ergebisse zum Zusammenhang der intervallskalierten Variablen Alter, Anzahl der Präparate und Anzahl der ABP zu erhalten, wurde zusätzlich eine Korrelationsanalyse durchgeführt. Das Teilnehmeralter und die Anzahl Präparate zeigten eine schwache, aber hochsignifikante Korrelation ($r(1053) = 0{,}131$, $p < 0{,}001$). Zwischen dem Alter und der Anzahl ABP bestand dagegen keine signifikante Korrelation. Die Anzahl Präparate und die Anzahl ABP korrelierten mittelstark und hochsignifikant ($r(1090) = 0{,}416$, $p < 0{,}001$).

**Bekanntheit des Anwendungsgrundes und ABP**

Im Weiteren wird untersucht, inwiefern die Bekanntheit des Anwendungsgrundes eines Präparats mit dem Vorliegen von ABP assoziiert ist. Hierzu werden Kreuztabellen erstellt (in Tabelle 18 zusammengefasst), die auf Präparatebene die Bekanntheit des Einnahmegrundes dem Vorliegen eines ABPs gegenüberstellen. Dabei wird die Anzahl Präparate mit bzw. ohne bekannten Anwendungsgrund aufgeführt und danach unterteilt, ob bei ihnen ein ABP der jeweiligen Kategorie vorliegt. Der angegebene Anteil berechnet sich auf der Grundgesamtheit aller Präparate mit bzw. ohne bekannten Anwendungsgrund. Statistisch signifikante Unterschiede sind dabei fettgedruckt.

Tabelle 18: Bekanntheit des Anwendungsgrundes und ABP

| Vorhandensein eines ABP | | | Anwendungsgrund bekannt? | | Gesamt |
|---|---|---|---|---|---|
| | | | Ja | Nein | |
| ABP-Kategorie A | Ja | Anzahl | **287** | **45** | **332** |
| | | % mit ABP A | **2,7%** | **4,9%** | **2,9%** |
| | Nein | Anzahl | **10.372** | **875** | **11.247** |
| | | % ohne ABP A | **97,3%** | **95,1%** | **97,1%** |
| ABP-Kategorie C | Ja | Anzahl | **920** | **123** | **1.043** |
| | | % mit ABP C | **8,6%** | **13,4%** | **9,0%** |
| | Nein | Anzahl | **9.739** | **797** | **10.536** |
| | | % ohne ABP C | **91,4%** | **86,6%** | **91,0%** |
| ABP-Kategorie D | Ja | Anzahl | 271 | 33 | 304 |
| | | % mit ABP D | 2,5% | 3,6% | 2,6% |
| | Nein | Anzahl | 10.388 | 887 | 11.275 |
| | | % ohne ABP D | 97,5% | 96,4% | 97,4% |
| ABP-Kategorie W | Ja | Anzahl | 2.076 | 180 | 2.256 |
| | | % mit ABP W | 19,5% | 19,6% | 19,5% |
| | Nein | Anzahl | 8.583 | 740 | 9.323 |
| | | % ohne ABP W | 80,5% | 80,4% | 80,5% |
| ABP-Kategorie U | Ja | Anzahl | 345 | 34 | 379 |
| | | % mit ABP U | 3,2% | 3,7% | 3,3% |
| | Nein | Anzahl | 10.314 | 886 | 11.200 |
| | | % ohne ABP U | 96,8% | 96,3% | 96,7% |
| ABP-Kategorie S | Ja | Anzahl | **57** | **11** | **68** |
| | | % mit ABP S | **0,5%** | **1,2%** | **0,6%** |
| | Nein | Anzahl | **10.602** | **909** | **11.511** |
| | | % ohne ABP S | **99,5%** | **98,8%** | **99,4%** |
| Gesamt | | Anzahl | 10.659 | 920 | 11.579 |

Bedeutung der PIE-Doc®-Kategorien: vgl. Tabelle 5. Ermittlung der statistischen Signifikanz: $\chi^2$-Test

Präparate, deren Einnahmegrund nicht bekannt war, waren häufiger beteiligt an ABP der Kategorie A (OR = 1,89, $\chi^2$ = 15,2, df = 1, n = 11579, p < 0,001), der Kategorie C (OR = 1,63, $\chi^2$ = 23,2, df = 1, n = 11579, p < 0,001)

und der Kategorie S (OR = 2,25; $\chi^2 = 6,34$, df = 1, n = 11579, $p < 0,05$). Bei ABP der Kategorien D, W und U wurden keine statistisch signifikanten Unterschiede festgestellt.

**ABP nach Rezeptstatus**

Ebenfalls auf der Präparatebene wurde die Auswirkung des Rezeptstatus auf das Vorkommen arzneimittelbezogener Problemen untersucht. In Abbildung 15 wird dargestellt, wie sich die Präparate mit mindestens einem ABP nach Rezeptstatus verteilen, in Abbildung 16 wird dies für die Präparate mit mindestens einem ABP der jeweiligen Kategorie dargestellt.

Wie unter 5.1.1 beschrieben, betrug der Anteil an der Gesamtmedikation für Rx-Arzneimittel 79,8 %, für OTC-Arzneimittel 14,3 % und für Nicht-Arzneimittel 5,81 %. Wenn der im Diagramm dargestellte Anteil von diesen Werten abweicht, lässt dies auf eine über- oder unterdurchschnittliche Beteiligung der Präparate mit dem jeweiligen Rezeptstatus an arzneimittelbezogenen Problemen schließen.

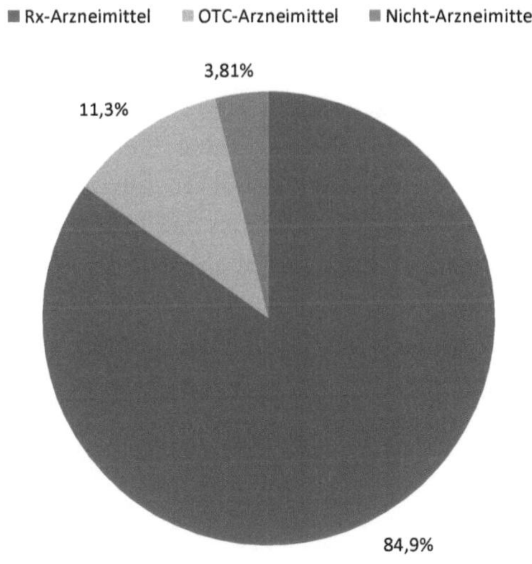


Abbildung 15: Anteil Rx-, OTC- und Nicht-AM an ABP

Anzahl Präparate mit mindestens einem ABP und dokumentiertem Rezeptstatus: $n_{(Ges)} = 3834$.

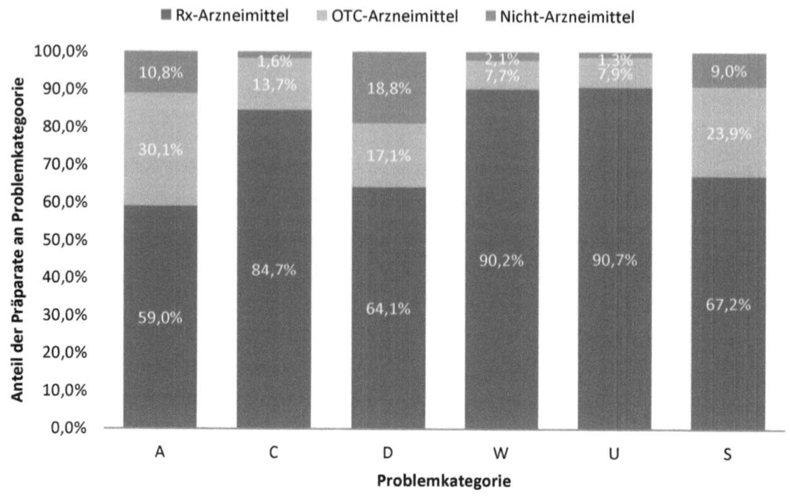


Abbildung 16: Anteil Rx-, OTC- und Nicht-AM an ABP-Kategorien

Anzahl Präparate mit mindestens einem ABP der Kategorie und dokumentiertem Rezeptstatus: $n_{(A)} = 332$, $n_{(C)} = 1043$, $n_{(D)} = 304$, $n_{(W)} = 2256$, $n_{(U)} = 378$, $n_{(S)} = 67$.

Die Auswertung nach Rezeptstatus ergibt somit, dass rezeptpflichtige Arzneimittel verglichen mit ihrem Anteil an der Gesamtmedikation überproportional häufig mit ABP assoziiert waren. Nach Stratifizierung anhand der ABP-Kategorien zeigt sich, dass dies insbesondere auf die häufige Beteiligung rezeptpflichtiger Arzneimittel an ABP der Kategorien U, W und C zurückzuführen ist. Dagegen sind bei den Kategorien A, D und S überproportional häufig nicht-rezeptpflichtige Präparate (OTC- und Nicht-Arzneimittel) beteiligt.

# 6. Diskussion

## 6.1 Teilnehmerzahl und -struktur

Mit 300 von insgesamt 612 Apotheken beteiligten sich 49 % aller Apotheken in Sachsen-Anhalt an den Medikationsanalysen. Diese Resonanz deutet auf ein großes Interesse der Apotheker am Thema hin und zeigt den Willen, einen Beitrag zur optimalen Arzneimitteltherapie zu leisten. Hierbei ist zu erwähnen, dass die teilnehmenden Apotheken für den Arbeitsaufwand bei der Erstellung der Medikationsanalysen keine Vergütung erhielten. Mit 1090 Teilnehmern konnte eine große Anzahl Patienten in das Projekt eingeschlossen werden, was der „Power" (Teststärke) zugutekommt. Bei statistischen Tests steigt mit größerem Umfang einer Stichprobe die Wahrscheinlichkeit, die Nullhypothese richtigerweise zu verwerfen (entsprechend verringert sich der β-Fehler). So können feinere Unterschiede in der Merkmalsausprägung zwischen Teilnehmergruppen detektiert werden, als es bei einer kleineren Teilnehmerzahl möglich wäre.

Die Teilnehmergruppe entsprach mit 48,0 % männlichen und 52,0 % weiblichen Teilnehmern weitgehend der Geschlechterzusammensetzung der deutschen Bevölkerung (49,1 % männlich, 50,9 % weiblich), ihr Durchschnittsalter (72,0 Jahre) lag dagegen deutlich über dem der Gesamtbevölkerung (44,2 Jahre) [47]. Bei Teilnehmern des ähnlich konzipierten Apo-AMTS-Projektes der Apothekerkammer Westfalen-Lippe lag das durchschnittliche Alter mit 72,9 Jahren in vergleichbarer Höhe [31].

Im Rahmen der Auswertung wurden die Teilnehmer in vier Altersgruppen aufgeteilt [s. Tabelle 6, S. 24]. Die drei jüngeren Altersgruppen umfassen zusammen fast 90 % der Teilnehmer (unter 65 Jahre: 223, 65 bis 74 Jahre: 360, 75 bis 84 Jahre: 397), das Geschlechterverhältnis war innerhalb dieser Gruppen relativ ausgeglichen, wobei der Frauenanteil mit steigendem Alter anstieg (von 48 % auf 53,7 %). Die älteste Gruppe war mit 73 Teilnehmern deutlich kleiner und hatte einen Frauenanteil von 64,4 %. Bei der Interpretation weiterer Ergebnisse ist zu berücksichtigen, dass die Gruppe der über 85-Jährigen aufgrund ihrer geringen Größe und des deutlich höheren Frauenanteils anfällig für zufällige und systematische Verzerrungen ist.

Mit dieser Altersstruktur repräsentiert die untersuchte Teilnehmergruppe zwar nicht die Gesamtbevölkerung, fokussiert jedoch auf jenen Bevölkerungsteil, der aufgrund seiner überdurchschnittlichen Morbidität in besonderem Ausmaß auf die Institutionen des Gesundheitswesens angewiesen ist und auch einen großen Teil der regelmäßig von Apotheken versorgten Patienten ausmacht. Neben der Überrepräsentanz in Apotheken könnte ein weiterer Grund für das hohe Durchschnittsalter darin begründet sein, dass die Auswahl potentieller Teilnehmer den Apothekern oblag und nicht randomisiert durchgeführt wurde. Es ist zu vermuten, dass zur Erzielung eines größtmöglichen Nutzens aus den Medikationsanalysen gezielt Patienten angesprochen wurden, bei denen aufgrund von Multimorbidität und hoher Komplexität der Arzneimitteltherapie ein Informationsbedarf und ein erhöhtes Risiko für Probleme in der Arzneimitteltherapie vermutet wurden.

Eine Selektion von Risikopatienten durch die Apotheker würde der Effizienz durchgeführter Medikationsanalysen zugutekommen, da weniger Analysen bei risikoarmen Patienten durchgeführt werden müssten. Letztlich sollte eine Intervention zur Therapieoptimierung immer auf die Patientengruppe zugeschnitten werden, die den größten Nutzen aus ihr zieht. Aus diesem Grund wurde auch der seit Oktober 2016 im SGB V (§ 31a) verankerte Anspruch auf einen Medikationsplan auf diejenigen GKV-Patienten beschränkt, welche mindestens drei Arzneimittel dauerhaft einnehmen [48], wobei dieser Grenzwert nicht zu den gängigen Definitionen für eine Multimedikation gehört [11].

## 6.2 Medikationspläne und Anwendungsgründe

Obwohl dieses Projekt noch vor Inkrafttreten des Rechtsanspruchs auf einen Medikationsplan durchgeführt wurde, war ein solcher bereits bei 64,9 % der Teilnehmer vorhanden. Die Vollständigkeit und Aktualität der Pläne wurde im Projekt jedoch nicht dokumentiert.

Eine Auswertung von Daten des Apo-AMTS-Projektes ergab, dass 80 % der dort untersuchten Patienten Medikationspläne hatten. Von diesen waren jedoch lediglich 6,5 % frei von Abweichungen, bei den verbleibenden 93,5 % traten abweichende Arzneimittelnamen, -dosierungen oder bereits abgesetzte Arzneimittel auf oder es fehlten rezeptpflichtige Arzneimittel oder Arzneimittel der Selbstmedikation [31]. Daher sind auch bei Teilnehmern des hier ausgewerteten Projektes in etlichen Fällen inkorrekte oder unvollständige Medikationspläne zu vermuten.

Zwischen den Teilnehmergruppen konnten nach Alter und Geschlecht Unterschiede im Vorhandensein eines Medikationsplans festgestellt werden [s. Tabelle 10, S. 33]. Mit steigendem Alter nahm der Anteil der Teilnehmer mit Medikationsplan in den Gruppen hochsignifikant von 58,7 % bis auf 81,5 % zu. Möglicherweise spielt hier die größere Komplexität der Arzneimitteltherapie im Alter eine Rolle, welche sich in dieser Auswertung in einer steigenden Präparatanzahl äußert. Eine weitere Erklärung könnte sein, dass Ärzte in höheren Altersgruppen häufiger Medikationspläne auch für dritte Personen erstellt haben, welche die möglicherweise pflegebedürftigen Teilnehmer beim Stellen der Arzneimittel unterstützen. Über alle Altersgruppen betrachtet hatten männliche Teilnehmer häufiger einen Medikationsplan als weibliche (68,8 % gegenüber 61,6 %). Dieses Ergebnis war hochsignifikant und auch innerhalb der Altersgruppen reproduzierbar. Eine schlüssige Erklärung des Phänomens kann an dieser Stelle nicht geliefert werden, zumal die Arzneimitteltherapie weiblicher Teilnehmer im Mittel mehr Präparate umfasste.

68,3 % aller Teilnehmer kannten die Anwendungsgründe für all ihre Präparate, bei den verbleibenden 31,7 % gab es Informationsbedarf in mindestens einem Fall. Bei der Stratifikation nach Teilnehmergruppen [s. Abbildung 10, S. 34] zeigt sich, dass der Anteil der Teilnehmer mit Informationsbedarf mit höherer Altersgruppe von 23,8 % bis auf 39,7 % zunahm. Dies könnte in der umfangreicheren und komplexeren Arzneimitteltherapie im Alter, aber auch in potentiellen kognitiven Einschränkungen einiger Teilnehmer in höheren Altersgruppen begründet sein. 35,8 % der männliche Teilnehmer kannten nicht alle Anwendungsgründe für ihre Medikation, während dieser Anteil unter weiblichen Teilnehmern mit 27,9 % signifikant niedriger lag.

Entgegen der Erwartung des Verfassers hatte das Vorliegen eines Medikationsplans keinen signifikanten Einfluss auf den Informationsbedarf. Tatsächlich wiesen Teilnehmer mit Medikationsplan sogar etwas häufiger einen Informationsbedarf auf (31,7 % gegenüber 30,3 %)[2], aufgrund fehlender Signifikanz und sehr geringer Effektstärke ist hier jedoch ein Zufallsfund wahrscheinlich. Mangelnde Aktualität und Vollständigkeit von Medikationsplänen könnten deren möglichen positiven Effekt nivellieren.

[2] Anmerkung des Verfassers: Die gerundet identisch erscheinenden Anteile von je 31,7 % bei „allen Teilnehmern“ und „Teilnehmern mit Medikationsplan“ resultieren aus unterschiedlichen Grundgesamtheiten: Alle 1090 Teilnehmer bzw. 1042 Teilnehmer mit Angaben zum Vorhandensein eines Medikationsplans.

Eine niederländische Studie stellte bei lediglich 15 % aller untersuchten Patienten ab 60 Jahren mit mindestens fünf Arzneimitteln die Bekanntheit aller Indikationen fest, zu den damit negativ assoziierten Variablen gehörten ein höheres Alter und männliches Geschlecht [49]. Während der Einfluss der Variablen Alter und Geschlecht in der vorliegenden Arbeit bestätigt werden kann, weicht der Anteil vollständig informierter Teilnehmer mit 68,3 % deutlich von den 15 % jener Studie ab. Gründe hierfür könnten in einer unterschiedlichen Teilnehmerstruktur liegen, so schloss die Studie von Bosch-Lenders et al. nur Patienten ab 60 Jahren ein [49]. Zudem könnte eine niedrige Inter-Rater-Reliabilität im hier ausgewerteten Projekt mit 300 analysierenden Apothekern, aber auch zwischen verschiedenen Projekten und Studien das Risiko die Vergleichbarkeit der Ergebnisse erschweren, da unklar ist, ab welchem Detailgrad eine Indikation als bekannt gewertet wurde.

## 6.3 Medikation

Die 1090 Teilnehmer brachten insgesamt 11579 Präparat zur Medikationsanamnese in die Apotheken. Die mittlere Anzahl Präparate je Teilnehmer lag mit 10,6 relativ hoch, dies entspricht jedoch den Erwartungen aufgrund der Teilnehmerstruktur und stimmt mit Ergebnisse vergleichbarer Studien überein (ATHINA: 10,8 [30], Apo-AMTS: 10,7 [31]). Nach Teilnehmerangaben wurden 89,9 % der Präparate zum Zeitpunkt der Analyse angewendet, wobei retrospektiv schwierig einzuschätzen ist, in welcher Weise die Teilnehmer und Apotheker „aktuell angewendet“ bei Bedarfsmedikation interpretierten. Die Indikation war den Teilnehmern bei 92,1 % der Präparate bekannt.

Von den insgesamt 11579 Präparaten waren 79,8 % Rx-Arzneimittel (8,5 je Teilnehmer), 14,3 % OTC-Arzneimittel (1,5 je Teilnehmer) und 5,81 % Nicht-Arzneimittel (0,6 je Teilnehmer). Letztere können ebenfalls an Problemen beteiligt sein und müssen daher bei Medikationsanalysen berücksichtigt werden [41]. Eine Studie zur Arzneimittelanwendung in Deutschland in den Jahren 2008 bis 2011 berichtete 71,8 % ärztlich verordnete Medikation und 27,7 % Selbstmedikation unter den befragten Personen [50]. Da sie jedoch ein Teilnehmerspektrum zwischen 18 und 97 Jahren aufweist, liegt die Vermutung nahe, dass der Altersdurchschnitt wesentlich geringer war, was zu einem höheren Anteil der Selbstmedikation geführt haben könnte.

In der vorliegenden Arbeit der Begriff „Präparate“ dem Begriff „Arzneimittel“ vorgezogen, um die vom Patienten mitgebrachten und vom Apotheker analysierten Mittel vollständig zu erfassen. Um die Ergebnisse mit Studien aus anderen Ländern vergleichen zu können, welche sich mitunter nur auf Arzneimittel („drugs“) beschränken, könnte stattdessen die summierte Anzahl rezeptpflichtiger und nicht-rezeptpflichtiger Arzneimitteln herangezogen werden. Es ist jedoch fraglich, ob die Trennung zwischen Arzneimitteln und Nicht-Arzneimitteln in verschiedenen Gesundheitssystemen einheitlich gehandhabt wird, zumal einige Wirkstoffe (z.B. Macrogol oder Colecalciferol) auch in Deutschland sowohl in Form von Arzneimitteln als auch Nicht-Arzneimitteln erhältlich sind. Auch kann sich die Rezeptpflicht von Wirkstoffen international unterscheiden.

Neben dem Rezeptstatus ist auch eine Betrachtung des Anwendungsstatus (Dauer- oder Bedarfsmedikation) von Interesse, um festzustellen, bei wie vielen Präparaten der Patient selbst im Akutfall die Entscheidung über eine Anwendung treffen muss. Hierfür ist die Kenntnis der Indikation des jeweiligen Arzneimittels elementare Voraussetzung. In der Tat zeigte sich bei Bedarfsmedikation eine hochsignifikant höhere Bekanntheit des Anwendungsgrundes (96,9 %) als bei Dauermedikation (91,3 %). Bei 13,8 % aller Präparate (durchschnittlich 1,46 je Teilnehmer) handelte es sich um Bedarfsmedikation, demnach wurden 86,2 % (9,14 je Teilnehmer) zur Dauertherapie angewendet.

Auf Basis der Anzahl ihrer Präparate wurden die Teilnehmer in vier Gruppen mit Spannen von fünf Präparaten eingeteilt [s. Abbildung 5, S. 26], wobei die Gruppe ab 15 Präparate nach oben offen war. Die Gruppe mit weniger als fünf Präparaten war mit nur zehn Teilnehmern sehr klein, so dass ihre Ergebnisse mit Vorsicht betrachtet werden müssen. Die Gruppen der Teilnehmer mit fünf bis neun, zehn bis 14 sowie mehr als 15 Präparaten sind dagegen groß genug, um bei statistischen Tests aussagekräftige Ergebnisse zu liefern. 1058 Teilnehmer (97,1 %) wendeten mindestens fünf Arzneimitteln zur Dauertherapie an, demnach war ein großer Teil der Projektteilnehmer von Polypharmazie betroffen.

**Anzahl Präparate in Teilnehmersubgruppen**

Die durchschnittliche Anzahl Präparate wurde für die beschriebenen Teilnehmergruppen nach Alter, Geschlecht und Vorhandensein eines Medikationsplans ausgewertet [s. Abbildung 11, S. 35]. Während es zwischen unter 65-jährigen und 65- bis 74-jährigen mit 10,2 bzw. 10,1 Präparaten keinen signifikanten Unterschied gab, stieg die Anzahl in höheren Altersgruppen auf 11,1

(75 bis 84 Jahre) und 11,6 (ab 85 Jahre) an. Die durchgeführte Korrelationsanalyse bestätigt einen schwachen, aber hochsignifikanten Zusammenhang zwischen Alter und Anzahl der Präparate. Bei Frauen war die Anzahl Präparate mit 10,9 signifikant höher als bei Männern mit 10,3, frühere Studien berichteten ebenfalls eine höhere Arzneimittelzahl bei Frauen [50]. Teilnehmer mit Medikationsplan hatten mit durchschnittlich 10,8 signifikant mehr Präparate als Teilnehmer ohne Medikationsplan (10,2).

**Unterschiede zwischen den Altersgruppen**

Wird die Anzahl der Präparate in den Altersgruppen differenziert nach Dauer- und Bedarfsmedikation ausgewertet, zeigt sich, dass die höhere Anzahl Präparate im Alter ausschließlich aus der Zunahme der Dauermedikation von 8,68 bis auf 10,2 Präparate resultiert, während es bei der Bedarfsmedikation keine signifikanten Unterschiede zwischen den Gruppen gibt [s. Tabelle 13, S. 38]. Die Auswertung nach Rezeptstatus ergibt einen zahlenmäßigen Zuwachs bei den Rx- und bei den OTC-Arzneimitteln mit zunehmendem Alter, die Anzahl der Nicht-Arzneimittel ändert sich dagegen nicht signifikant. Die relativen Anteile der Rx-, OTC- und Nicht-Arzneimittel ändern sich kaum.

Demnach lässt sich konstatieren, dass die Anzahl der Präparate je Teilnehmer mit steigendem Alter signifikant zunimmt. Dieses Ergebnis stimmt mit der publizierten Literatur überein [50] und entspricht der Erwartung, dass aufgrund einer höheren altersassoziierten Morbidität auch mehr Arzneimittel verordnet werden. Der fehlende Unterschied zwischen Patienten unter und ab 65 Jahren lässt darauf schließen, dass die jüngeren Teilnehmer im Projekt für ihre Altersgruppe überdurchschnittlich viele Arzneimittel einnahmen, was möglicherweise den Ausschlag für ihre Rekrutierung für eine Medikationsanalyse gegeben haben könnte.

Aus der Detailauswertung lässt sich ableiten, dass für den zunehmenden Umfang der Arzneimitteltherapie in höheren Altersgruppen vor allem die Dauertherapie verantwortlich ist, während die Anzahl der Präparate zur Bedarfsmedikation gleich bleibt. Dabei setzt sich bei der hinzugekommenen Medikation das in den jüngeren Altersgruppen vorherrschende Verhältnis von Rx-, OTC- und Nicht-Arzneimitteln fort.

**Unterschiede zwischen den Geschlechtern**

Bei der Auswertung nach Rezeptstatus wird deutlich, dass die bei Frauen durchschnittlich um 0,6 höhere Anzahl Präparate primär auf OTC-

Arzneimittel und Nicht-Arzneimittel zurückzuführen ist [s. Tabelle 11, S. 36]. Für Rx-Arzneimittel ergeben sich dagegen keine signifikanten Unterschiede. Bei Betrachtung des Rezeptstatus lässt sich erkennen, dass die zusätzlichen Präparate als Bedarfsmedikation angewendet werden, wohingegen es bei der Dauermedikation keine signifikanten Unterschiede gibt.

Frauen wendeten somit mehr selbsterworbene Präparate (OTC- und Nicht-Arzneimittel) und mehr Präparate zur bedarfsmäßigen Therapie an als Männer. Bei verordneten und bei als Dauermedikation angewendeten Arzneimitteln ließen sich dagegen keine Unterschiede zwischen den Geschlechtern feststellen. Die Kosten für OTC- und Nicht-Arzneimittel müssen in der Regel selbst getragen werden, sie können aus Eigeninitiative, auf Beratung des Apothekers oder auf ärztliche Empfehlung („grünes Rezept") erworben werden. Es wäre möglich, dass bei Frauen entweder häufiger eine Indikation für Non-Rx-Präparate in der Selbstmedikation bestand oder dass sie häufiger bereit waren, einen Teil ihrer Arzneimittelkosten selbst zu tragen.

**Unterschiede nach Vorhandensein eines Medikationsplans**

Im Rahmen der Auswertung nach Rezeptstatus zeigt sich, dass die durchschnittlich um 0,6 höhere Anzahl Präparate bei Vorhandensein eines Medikationsplans ausschließlich aus einer umfangreicheren Dauermedikation resultiert, während der Umfang der Bedarfsmedikation sich nicht signifikant unterscheidet [s. Tabelle 12, S. 37]. Des Weiteren ist die Existenz eines Medikationsplans mit einer höheren Anzahl Rx- und einer geringeren Anzahl Nicht-Arzneimittel assoziiert, die Menge der OTC-Arzneimittel ändert sich nicht.

Gegenüber den Einflüssen von Alter und Geschlecht auf die Medikation ist beim Merkmal „Medikationsplan" ein umgekehrtes Ursache-Wirkungs-Prinzip möglich und wahrscheinlich. Es scheint plausibel, dass Patienten mit einer umfangreicheren und komplexeren Therapie in der Folge häufiger einen Medikationsplan erhalten, um die Übersicht zu gewährleisten. Dass aufgrund der Existenz eines Medikationsplans mehr Arzneimittel verordnet werden, ist dagegen unwahrscheinlich. Der Grund für die geringere Anzahl Nicht-Arzneimittel bei Teilnehmern mit Medikationsplan ist schwierig zu ermessen. Möglich wäre, dass Teilnehmer mit Medikationsplan seltener Bedarf an zusätzlicher Selbstmedikation mit Nahrungsergänzungsmitteln oder Medizinprodukten haben, weil sie ihre Therapie besser überblicken können oder sie strukturierter erscheint. Dies kann anhand der verfügbaren Daten jedoch nicht geklärt werden.

Bei der Interpretation der Ergebnisse muss zudem beachtet werden, dass die Teilnehmer mit Medikationsplan im Durchschnitt 2,1 Jahre älter und zu einem höheren Anteil männlich waren. Da Männer weniger Nicht-Arzneimittel einnahmen, könnte die Variable Geschlecht dieses Ergebnis als „confounder" (Störfaktor) verzerrt haben. Die mit dem Medikationsplan einhergehende höhere Anzahl Präparate mit Rezeptpflicht bzw. in der Dauertherapie kann dagegen nicht durch den erhöhten Männeranteil erklärt werden, da dieser einen gegenteiligen Effekt erwarten ließe.

## 6.4 Indikationsgebiete

Die Auswertung der Präparate nach der ersten Ebene des ATC-Codes (Anatomische Hauptgruppen) ergibt, dass gut drei Viertel der Präparate auf die vier größten Indikationsbereiche entfallen [s. Abbildung 6, S. 27]. Dabei handelt es sich um das kardiovaskuläre System (C; 36,0 %), das alimentäre System und den Stoffwechsel (A; 20,0 %), das Nervensystem (N; 11,5 %) sowie Blut und blutbildende Organe (B; 8,9 %). Werden in der Auswertung ausschließlich Frauen betrachtet, bleibt diese Reihenfolge erhalten, werden nur Männer ausgewertet, nimmt der Indikationsbereich Blut- und blutbildendes den dritten Rang ein [ohne Abbildung].

Werden die Präparate nach der zweiten Ebene des ATC-Codes (Therapeutische Hauptgruppen) ausgewertet, ergibt sich ein feiner aufgelöstes Bild der wichtigsten Indikationsgebiete [s. Abbildung 7, S. 28]. Erwartungsgemäß finden sich unter den 25 häufigsten Arzneimittelgruppen viele mit kardiovaskulärer Indikation (C). Die sieben Gruppen RAA-System-modifizierende Mittel (Rang 1 / 9,0 % aller codierten Präparate), Beta-Adrenorezeptor-Antagonisten (Rang 4 / 7,3 %), Mittel mit Wirkung auf den Lipidstoffwechsel (Rang 5 / 5,6 %), Diuretika (Rang 7 / 5,0 %), Herztherapeutika (Rang 9 / 3,8 %), Calciumkanalblocker (Rang 10 / 3,3 %) und Antihypertonika (Rang 21 / 1,7 %) machen zusammen über 99 % aller angewendeten Präparate in diesem Indikationsbereich aus.

Auf Rang 2 befinden sich jedoch bereits die antithrombotischen Mittel (901 Präparate / 7,9 %), welche knapp 9 von 10 Präparaten in der anatomischen Hauptgruppe Blut- und blutbildendes System ausmachen. Zu ihnen gehören

Vitamin-K-Antagonisten, Heparin und Heparin-Analoga, Thrombocytenaggregationshemmer sowie direkte Faktor Xa- und Thrombin-Hemmer. Für sie muss bei der Medikationsanalyse ein medikamentös erhöhtes Blutungsrisiko berücksichtigt werden, welches durch Arzneimittelinteraktionen oder Fehldosierungen verstärkt werden kann. Die verbleibenden Präparate aus diesem Bereich gehören allesamt zu den Antianämika (Rang 24 / 1,0 %).

Aus dem Indikationsbereich alimentäres System und Stoffwechsel (A) sind Antidiabetika (Rang 3 / 7,7 %) und Mittel bei säurebedingten Erkrankungen (Rang 6 / 5,1 %) von hervorgehobener Bedeutung und decken gemeinsam knapp zwei Drittel ab. Ihnen folgen Mineralstoffe (Rang 14 / 2,4 %), Vitamine (Rang 18 / 2,1 %) und Mittel gegen Obstipation (Rang 25 / 0,9 %).

Eine weitere zahlenmäßig bedeutsame Arzneimittelgruppe sind die Präparate zur Schilddrüsentherapie (Rang 11 / 3,2 %), welche 4 von 5 Präparaten zur systemischen Hormontherapie (exkl. Sexualhormone/Insuline) ausmachen. Es folgen Mittel bei obstruktiven Atemwegserkrankungen (Rang 12 / 3,1 %) sowie Antiphlogistika und Antirheumatika (Rang 13 / 2,9 %). Hervorzuheben aufgrund ihrer Bedeutung für die Arzneimitteltherapiesicherheit sind die Gruppen Psychoanaleptika (Rang 15 / 2,3 %) und Psycholeptika (Rang 17 / 2,0 %). Erstere enthält Antidepressiva, Psychostimulantien und Antidementiva, letztere Neuroleptika, Anxiolytika und Sedativa.

Werden die Ergebnisse zu häufigen Indikationsgebieten mit der Literatur verglichen, so lässt sich eine sehr große Übereinstimmung feststellen [50], obwohl die vorliegende Arbeit die Häufigkeit der Indikationsbereiche nach der Anzahl der Arzneimittel bemisst, während die Quellpublikation die Prävalenz des Indikationsbereichs bei Teilnehmern zugrunde legt.

## 6.5 Prozess der Medikationsanalysen

### Hilfsmittel für die Medikationsanalyse

Die Apotheker wurden gebeten, unter fünf vorgegebenen Hilfsmitteln diejenigen zu hervorzuheben, welche bei der jeweiligen Analyse zum Einsatz kamen [s. Tabelle 8, S. 29].

Erwartungsgemäß wurde die ABDA-Datenbank zur Identifikation von Arzneimittelinteraktionen mit 93,9 % am häufigsten genannt [51]. Sie ist in der Regel direkt in das Warenwirtschaftssystem integriert. Somit kann die Identifikation von Interaktionen vergleichsweise schnell erfolgen. Eine identifizierte Interaktion erfordert jedoch immer eine Interpretation unter Berücksichtigung der individuellen Patientensituation, die insbesondere bei vielen angezeigten Interaktionen zeitaufwendig sein kann. Oft ist auch eine Abstimmung mit dem behandelnden Arzt erforderlich.

Auf dem nächsten Rang folgte mit 69,0 % das ABDA-CAVE-Modul [52]. Es kann optional in das Warenwirtschaftssystem integriert werden und prüft Kontraindikationen bei Arzneimitteln. Voraussetzung hierfür ist jedoch die Hinterlegung relevanter Merkmale eines Patienten (Geschlecht, Alter, Erkrankungen, Unverträglichkeiten). Auch die Kontraindikationen des CAVE-Moduls erfordern nach Ansicht des Verfassers eine Bewertung anhand der individuellen Patientensituation und können nicht ungeprüft übernommen werden. Für einige häufige Erkrankungen fehlte zum Stand dieser Arbeit auch eine entsprechende Hinterlegung als Kontraindikation in der Datenbank.

Fachbücher wurden nach Angabe der Apotheker bei 39,3 % der Medikationsanalysen angewendet. Eine namentliche Auflistung verwendeter Bücher war nicht vorgesehen. Der relativ hohe Prozentanteil zeigt, dass eine vertiefende Recherche der Apotheker über die IT-gestützten Prüfungen hinaus in vielen Fällen erforderlich war und durchgeführt wurde.

In 30,5 % wurde die Beratung mit Kollegen vermerkt. Hierbei bleibt offen, ob zu einzelnen Fragen die Meinung weiterer Apothekern oder möglicherweise auch von Mitgliedern anderer Berufsgruppen (Ärzte, Pfleger) eingeholt wurde, oder ob die Fälle im Apothekenteam beraten statt von einer Einzelperson analysiert wurden.

Die Recherche mit Hilfe von Leitlinien wurde in 28,4 % der Fälle dokumentiert. Es ist davon auszugehen, dass es sich in den meisten Fällen um ärztliche Leitlinien handelt, die mit Bezug auf Erkrankungen (etwa die „Nationale Versorgungsleitlinie Therapie des Typ-II-Diabetes" [53] oder auf klinische Situationen (z.B. die „Hausärztliche Leitlinie Multimedikation" [18]) evidenzbasierte Empfehlungen unter anderem für die Arzneimitteltherapie geben. Zwar gibt auch die Bundesapothekerkammer Leitlinien heraus, diese geben in der Regel jedoch Empfehlungen zu Prozessen statt zur indikationsbezogenen Pharmakotherapie. Die vergleichsweise häufige Verwendung von Leitlinien in der Apotheke ist bemerkenswert, da diese von den Verfassern in der Regel für Ärzte konzipiert wurden. Sie belegt aber eine vorhandene Bereitschaft, bei Therapieempfehlungen auch die ärztliche Perspektive zu berücksichtigen.

In einigen Fällen wurden von Apothekern spontan weitere Hilfsmittel ergänzt, u.a. „Scholz-Datenbank", „PRISCUS-Liste" und „Internet". Da dies jedoch nicht explizit gefordert war und somit nicht von einer vollständigen Aufführung dieser Hilfsmittel ausgegangen werden kann, konnte für diese keine systematische Auswertung vorgenommen werden. Bei nachfolgenden Projekten könnten eine Ergänzung vorgegebener Hilfsmittel um die oben genannten und ein Freitext-Feld zur eigenen Ergänzung dazu dienen, die verwendeten Hilfsmittel umfassender abzubilden.

**Zeitaufwand für die Medikationsanalyse**

Die dokumentierte Gesamtdauer der Medikationsanalyse betrug durchschnittlich 66,7 min (Median: 60 min) und unterlag großen interindividuellen Schwankungen (9 bis 300 min) [s. Tabelle 7, S. 29]. Andere Autoren berichten einen geringeren Zeitaufwand von 35,4 min [54]. Im ATHINA-Projekt betrug der Median der Analysedauer 90 min [30]. Der in diesem Projekt evaluierte Wert liegt somit im Rahmen der bisher publizierten Studienergebnisse.

Der zeitintensive Prozess der Analyse der Medikation samt ggf. erforderlicher Recherche wurde auf den Dokumentationsbögen nicht eindeutig als Teil der Anamnese oder als Teil des Auswertungsgesprächs definiert, sodass er von verschiedenen Apothekern unterschiedlich zugeordnet worden sein könnte. Dies könnte mitursächlich für die starken Schwankungen der dokumentierten Zeiten für die Anamnese und das Auswertungsgespräch sein. Daher wurde post-hoc der Gesamtaufwand berechnet, der beide Teile des Analyseprozesses summiert und die Unterschiede bei der Zuordnung nivellieren sollte. Der Gesamtaufwand zeigt eine geringere Schwankung (Variationskoeffizient: 0,531) als der Aufwand für die Anamnese (0,794) und das Auswertungsgespräch (0,540), was diesen Verdacht bestätigt. Folglich wurde für alle weiteren Auswertungen der Gesamtaufwand herangezogen.

Bei der Stratifizierung der Gesamtdauer nach Altersgruppen ergab sich zwischen den Teilnehmern unter 65 Jahre und der nächsthöheren Altersgruppe zunächst ein leichter Abfall der Dauer, danach stieg sie stetig mit den definierten Altersgruppen an [s. Abbildung 12, S. 39]. Medikationsanalysen für weibliche Teilnehmer dauerten im Mitteln 4,7 min länger. Bei Vorliegen eines Medikationsplans verlängerte sich die Dauer um 3,1 min.

Bei vergleichender Betrachtung ist offensichtlich, dass sich die mittlere Dauer der Analyse [s. Abbildung 12, S. 39] und die durchschnittliche Anzahl der Präparate [s. Abbildung 11, S. 35] zwischen den Teilnehmergruppen nahezu parallel entwickeln, sodass vermutet werden muss, dass für den Zeitaufwand der Analyse die Anzahl der Präparate maßgeblich ist. Die Auswertung der Analysedauer nach der gruppierten Anzahl der Präparate bestätigt diese Vermutung [s. Abbildung 13, S. 40]. Auch eine höhere Anzahl identifizierter arzneimittelbezogener Probleme war mit einem größeren Zeitaufwand bei der Analyse verbunden, was ebenfalls plausibel erscheint [s. Abbildung 14, S. 41]. Es wäre zu erwarten gewesen, dass das Vorliegen eines Medikationsplans die Arzneimittel-Anamnese vereinfacht und sich so verkürzend auf die Analysedauer auswirkt. Ein solcher Effekt konnte jedoch nicht erkannt werden, stattdessen schien allein die Anzahl Präparate ausschlaggebend für den Aufwand zu sein. Auch dieses Ergebnis wirft die Frage der Vollständigkeit und Aktualität der Medikationspläne auf.

Bei den Prozessvariablen handelt es durchweg um Eigenangaben der Apotheker, daher können Ungenauigkeiten durch geschätzte Zeiten oder einer geringen Inter-Rater-Reliabilität nicht ausgeschlossen werden.

## 6.6 Arzneimittelbezogene Probleme

Bei 84,2 % der 1090 Teilnehmer wurde im Rahmen der Medikationsanalyse mindestens ein arzneimittelbezogenes Problem dokumentiert. Bei 3836 Präparaten (33,1 % aller Präparate) wurden insgesamt 4460 arzneimittelbezogenen Problemen identifiziert[3]. Bei der Auswertung des ATHINA-Projektes wurde bei 95,3 % der Teilnehmer ABP oder Informationsbedarf (dort zu einer Kategorie zusammengefasst) dokumentiert, welche 53,2 % der Präparate betrafen [30].

Wie der Altersdurchschnitt und die Anzahl der Präparate ist auch die Anzahl arzneimittelbezogener Probleme in der hier untersuchten Teilnehmergruppe relativ hoch. Ursächlich hierfür könnten der hohe Altersdurchschnitt, die damit verbundene Morbidität und die hohe Zahl der Präparate sein. Um diesen

[3] Dabei konnte ein Patient mehrere ABP aufweisen, ebenso konnte ein Präparat an mehreren ABP beteiligt sein. Bei der Interpretation ist daher zu betrachten, dass die Anzahl der Präparate / Patienten mit mindestens einem ABP beliebiger Art nicht mit der Summe der Präparate / Patienten mit mindestens einem ABP der PIE®-Doc-Kategorie A (+C+D+W+U+S) übereinstimmt. In der ersten Variante wird jeder Fall nur einmal gezählt, in der zweiten Variante können Fälle in mehreren ABP-Kategorien auftauchen und gezählt werden.

Verdacht zu erhärten, wurde in dieser Arbeit auch der Einfluss der Faktoren Alter und Anzahl der Präparate untersucht. Hierbei zeigte sich, dass das Alter und die Anzahl arzneimittelbezogener Probleme nicht korrelierten. Es konnte jedoch eine schwache Korrelation zwischen dem Alter und der Anzahl der Präparate einerseits und eine mittelstarke Korrelation zwischen der Anzahl der Präparate und der Anzahl arzneimittelbezogener Probleme andererseits identifiziert werden, die statistisch hochsignifikant war.

Die Auswertung der einzelnen ABP-Kategorien nach PIE-Doc® ergibt, dass ABP der Kategorie W (Interaktionen) bei 53,7 % der Teilnehmer identifiziert wurden, gefolgt von Problemen der Kategorie C bei 46,7 %, welche Anwendung und Compliance betreffen [s. Tabelle 9, S. 31]. Es folgen ABP der Kategorie U (UAW) und D (Dosierung) bei 21,2 % bzw. 19,1 % der Teilnehmer. 18,1 % der Teilnehmer wiesen Probleme der Kategorie A (Auswahl der Arzneimittels) auf, während ABP der Kategorie S (sonstige Probleme, hier: Lagerung) nur bei etwa 3 % der Teilnehmer auftraten. Auch beim ATHINA-Projekt waren die Kategorien „Interaktionen" und „Anwendung" am häufigsten vertreten [30].

Wird anstelle der Anzahl betroffener Teilnehmer die Anzahl problembehafteter Präparate betrachtet, stehen auch hier Interaktionen an erster Stelle (bei 19,5 % aller Präparate dokumentiert) [s. Tabelle 9, S. 31]. Dagegen wurden Probleme bei Anwendung und Compliance nur bei halb so vielen Präparaten dokumentiert (9,0 %). Es folgen UAW (3,3 %), Probleme bei der Auswahl (2,9 %) und der Dosierung der Arzneimittel (2,6 %). Auch hier finden sich Lagerungsprobleme an letzter Stelle mit 0,6 %.

Die hohe Anzahl Interaktionen ist bei 10,6 Präparaten je Teilnehmer grundsätzlich nicht überraschend. Mit steigender Anzahl der Präparate wächst die Zahl theoretisch möglicher Interaktionspartner exponentiell an [55], was zumindest teilweise das gehäufte Auftreten erklären kann. Bei genauerer Betrachtung wird jedoch auch deutlich, dass Interaktionen bei der Angabe der ABP je Präparat einen viel größeren Anteil einnehmen als bei den ABP je Teilnehmer. So wurde Kategorie W bei Präparaten doppelt so häufig dokumentiert wie Kategorie C, während die Zahl betroffener Teilnehmer vergleichbar ist. Interaktionen traten also gehäufter auf. Eine der Ursachen hierfür ist die genannte Zunahme potentieller Interaktionspartner mit dem Umfang der Pharmakotherapie. Eine weitere Ursache liegt allerdings darin, dass viele Apotheker Interaktionen bei allen beteiligten Interaktionspartnern dokumentierten. Somit sorgt eine vorliegende Interaktion zwischen zwei Präparaten für zwei dokumentierte ABP der Kategorie W auf der Präparatebene. Um Interaktionen (und auch die selteneren, unter Kategorie A mit eingehenden, Doppelmedikationen) in Relation zu anderen ABP nicht systematisch zu überschätzen, wird vom Verfasser für die Analyse der Häufigkeit die Anzahl der von einer ABP-Kategorie betroffenen Teilnehmer bevorzugt, da diese besser vergleichbare Werte liefert. Die Anzahl der auf der Präparatebene dokumentierten ABP ist jedoch unverzichtbar für die Analyse von Rezept- und Anwendungsstatus sowie der Klärung von Problemen.

An dieser Stelle soll auch angemerkt werden, dass bei der Dokumentation von Interaktionen die Berücksichtigung der tatsächlichen klinischen Relevanz von den Apothekern unterschiedlich gehandhabt wurde. Während einige Apotheker nur solche Interaktionen dokumentierten und klassifizierten, die mit Handlungsbedarf verbunden waren, nahmen andere Apotheker auch per Software identifizierte Interaktionen auf, bei denen die klinische Relevanz fraglich war. Daher ist bei Interaktionen von einer niedrigen Inter-Rater-Reliabilität auszugehen. Für zukünftige Projekte ist deshalb empfehlenswert, den Apothekern gegenüber zu kommunizieren, inwiefern die Relevanz von Interaktionen bei der Dokumentation eine Rolle spielen soll.

In Abbildung 8 [S. 31] wird dargestellt, wie häufig arzneimittelbezogene Probleme direkt mit dem Patienten, mit dem Arzt oder gar nicht geklärt werden konnten. Es zeigt sich, dass in nahezu drei Viertel der Fälle eine Klärung ohne die Hinzuziehung eines Arztes möglich war. Einen Arzt kontaktierten die Apotheker lediglich in 12,7 % der Fälle. In 5,0 % der Fälle wurde festgehalten, dass keine Klärung möglich war, in den verbliebenen 10,1 % erfolgten gar keine Angaben. Möglicherweise wurde in einigen Fällen die Eintragung vergessen oder die Klärung war zum Zeitpunkt der Dokumentation noch nicht abgeschlossen. Eventuell wurde auch in einigen Fällen die Klärung durch Teilnehmer oder Heilberufler als nicht notwendig betrachtet.

Bei der Auswertung nach der PIE-Doc©-Kategorie des jeweiligen ABP zeigt sich, dass vier von fünf Anwendungs- und Complianceproblemen im Rahmen eines Patientengesprächs geklärt werden konnten, nur in jedem zehnten Fall musste ein Arzt hinzugezogen werden [s. Abbildung 9, S. 32]. Ein ähnlich hoher Anteil wurde bei Lagerungsproblemen erreicht. UAW, Interaktionen,

Dosierungsproblemen und Probleme bei der Arzneimittelauswahl konnten immerhin in 65,3 - 72,8 % der Fälle direkt mit dem Patienten geklärt werden. Ärzte wurden am häufigsten bei Dosierungsproblemen (21,5 %), Problemen bei der Arzneimittelauswahl (18,8 %) und UAW hinzugezogen (16,4 %). Bei Interaktionen wurden sie in 13,5 % der Fälle zur Klärung kontaktiert.

Da Anwendung und Compliance nach Verordnung und Abgabe des Arzneimittels in Patientenhand liegen, ist es nicht verwunderlich, dass Probleme hierbei in den meisten Fällen allein mit ihm geklärt werden konnten. Bei Lagerungsproblemen ist die Situation vergleichbar. Für die immer noch hohen Anteile in den anderen Kategorien sind verschiedene Gründe denkbar: Ein Teil der ABP wurde bei OTC-Medikation identifiziert, deren Anwendung in der Regel durch den Patienten selbst initiiert wurde. Möglicherweise wurden vom Patienten Dosierungs- und Einnahmeanweisungen missverstanden und konnten im Gespräch korrigiert werden. Darüber hinaus ist anzunehmen, dass einige Apotheker Patienten bei ABP, welche keine kurzfristige Intervention erforderten, gebeten haben, diese bei ihrem nächsten Arztbesuch anzusprechen. Auch wünschten einige Patienten laut Vermerk auf dem Dokumentationsbogen keine Rücksprache des Apothekers mit dem Arzt und wollten diese lieber selbst halten.

## 6.7 Teilnehmermerkmale und arzneimittelbezogene Probleme

### Alter, Geschlecht und Medikationsplan

Die Häufigkeit von arzneimittelbezogenen Problemen der verschiedenen Kategorien wurde auch in Abhängigkeit von verschiedenen Teilnehmersubgruppen untersucht. Hierfür wurde analysiert, welcher Teilnehmeranteil in den erstmals in Abbildung 10 [S. 34] eingeführten Gruppen nach den Merkmalen Alter, Geschlecht und Medikationsplan Probleme der verschiedenen Kategorien aufwies [s. Tabelle 14, S. 42].

Statistisch signifikante Unterschiede zeigen sich nur bei arzneimittelbezogenen Problemen der Kategorie C (Anwendungs- und Complianceprobleme). Hier steigt der Anteil der Teilnehmer mit mindestens einem ABP der Kategorie in der Gruppe zwischen 75 und 84 Jahren deutlich an, ab 85 Jahren sinkt er wieder ab, ist jedoch immer noch höher als bei Patienten unter 75 Jahren. Einen signifikanten Einfluss hatte auch der Medikationsplan, welcher die Häufigkeit von ABP der Kategorie C deutlich verringerte [s. Tabelle 15, S.

43]. Patienten ohne Medikationsplan hatten ein um den Faktor 1,30 erhöhtes Risiko für Anwendungs- und Complianceprobleme [s.

Tabelle 16, S. 43].

Andere in Tabelle 14 [S. 42] ablesbare Unterschiede zwischen den Teilnehmergruppen waren zwar nicht statistisch signifikant, sollen an dieser Stelle jedoch nicht unerwähnt bleiben: So wurden bei weiblichen Teilnehmern 1,26-fach häufiger unerwünschte Arzneimittelwirkungen identifiziert. Teilnehmer ohne Medikationsplan hatten ein um den Faktor 1,25 erhöhtes Risiko für UAW. Die Häufigkeit von Lagerungsproblemen ist in der Gruppe ab 85 Jahren deutlich erhöht. Diese Unterschiede erreichten jedoch keine Signifikanz, die häufigen Lagerungsprobleme in der höchsten Altersgruppe könnten auch ein Zufallsfund aufgrund der geringen Gruppengröße sein. In allen anderen ABP-Kategorien sank dagegen die Anzahl Probleme in der Altersgruppe ab 85 Jahren im Vergleich zur nächstjüngeren Gruppe, obwohl die Anzahl der Präparate im Mittel höher war. Statistische Signifikanz erreicht der Unterschied jedoch nur in Kategorie C, was an der geringen Größe der Gruppe ab 85 Jahre liegen könnte.

So blieb etwa der Anteil der Teilnehmer mit Interaktionen in den Altersgruppen bis 84 Jahre auf konstant hohem Niveau zwischen 53,3 % und 56,1 %, wies aber in der kleineren Altersgruppe ab 85 Jahren den niedrigsten Wert aller Altersgruppen auf (46,6 %). Hier könnte eventuell eine stärke Sensibilität der Ärzte, Apotheker und eventuellen Betreuer gegenüber der Vulnerabilität sehr betagter Patienten dazu führen, dass weniger Probleme auftreten. Allerdings war die Altersgruppe ab 85 Jahren mit nur 73 Teilnehmern mit Abstand am kleinsten und hatte zudem auch als einzige einen überdurchschnittlich hohen Frauenanteil, was Verzerrungen begünstigen kann.

**Anzahl der Präparate**

Zur Klärung der Frage, ob eine steigende Zahl Präparate mit einer steigenden Anzahl arzneimittelbezogener Probleme einhergeht, wurde die in Abbildung 5 [S. 26] beschriebene Einteilung der Teilnehmer in Gruppen nach Präparate-Anzahl verwendet und für diese die durchschnittliche Anzahl problematischer Präparate je Teilnehmer berechnet [s. Tabelle 17, S. 44]. Diese Auswertung wurde sowohl einzeln für die sechs ABP-Kategorien als auch kategorieunabhängig durchgeführt. Dabei zeigte sich ein stetiger Anstieg von einem problematischen Präparat bei Teilnehmern mit weniger als fünf Präparaten bis auf 5,54 problematische Präparate bei Teilnehmern mit 15 oder mehr Präparaten. Ein ebensolcher Anstieg zeigte sich bei Problemen der Kategorie A, C, D und W. Bei Teilnehmern mit weniger als fünf Präparaten traten in einigen Fällen unerwartete Werte auf, welche durch die geringe Gruppengröße von nur zehn Teilnehmern bedingt sein und als Ausreißer betrachtet werden können. Bei der Anzahl der Präparate mit UAW und Lagerungsproblemen gab es dagegen keine signifikanten Unterschiede bei steigender Präparatzahl. Zwar war ein Trend zu mehr UAW zu beobachten, dieser war jedoch nicht ausgeprägt genug, um ein reines Zufallsergebnis ausschließen zu können. Im Anschluss an diese Auswertung wurde ein mittelstarker, hochsignifikanter Zusammenhang zwischen der Anzahl der Präparate und der Anzahl arzneimittelbezogener Probleme durch eine Korrelationsanalyse bestätigt.

Grundsätzlich erscheint es plausibel, dass bei höherer Anzahl der Präparate auch ein größeres Potential für arzneimittelbezogene Probleme besteht. Auch vorangegangene Studien bestätigten die Anzahl eingenommener Arzneimittel als Risikofaktor für arzneimittelbezogene Probleme [15]. Dagegen überrascht, dass die Anzahl unerwünschter Arzneimittelwirkungen nicht mit der Anzahl der Präparate je Teilnehmer korreliert. Es wäre möglich, dass die typischerweise identifizierten UAW primär bei sehr häufig verordneten Arzneimitteln auftraten, die auch Patienten mit geringerem Umfang der Arzneimitteltherapie einnahmen. Ebenfalls denkbar wäre, dass bei größerem Umfang der Arzneimitteltherapie negative Wirkungen häufiger als Interaktionen aufgefasst wurden, da sie als Konsequenz der Anwendung mehrerer die vorliegende UAW begünstigender Arzneimitteln gewertet wurden. So könnte etwa eine übermäßige Bradykardie durch die Einnahme von Metoprolol verursacht werden und folglich als UAW (oder bei überhöhter Tagesdosis auch als Dosierungsproblem) gewertet werden. Nähme der Teilnehmer jedoch zusätzlich ein Digitalis-Glykosid oder einen kardiodepressiven Calcium-Kanal-Blocker ein, würde diese Wirkung in der Regel als Folge einer Interaktion dieser Arzneimittel gewertet werden[4].

Anhand dieses Beispiels lässt sich erkennen, dass Probleme wahrscheinlich nicht immer einheitlich klassifiziert wurden. Dies wird durch die hohe Zahl

[4] Sowohl der Betablocker Metoprolol als auch das Digitalis-Glykosid Digitoxin und der Calcium-Kanal-Antagonist Verapamil wirken negativ chronotrop und können einzeln oder zusammen angewendet zu einer Bradykardie führen.

beteiligter Apotheker im vorliegenden Projekt begünstigt, daher muss von einer niedrigeren Inter-Rater-Reliabilität als bei einer monozentrischen Studie ausgegangen werden. Es kann also nicht zwingend vorausgesetzt werden, dass alle Apotheker sämtliche Zuordnungen einheitlich vornahmen. Dieses Problem trat in ähnlicher Form auch bei der dokumentierten Dauer der Einzelkomponenten der Analyse und der unterschiedlichen Bewertung von Interaktionen auf.

Auch die Klassifizierung der 13 ursprünglich vorgesehenen ABP-Kategorien wurde nicht immer einheitlich vorgenommen, zumal einige Kategorien sehr ähnlich waren (etwa „Selbstmedikation ungeeignet" und „Präparate der Selbstmedikation für Indikation ungeeignet"). Außerdem waren einige Problemkategorien (Kategorien neun bis zwölf) ausschließlich auf die Selbstmedikation bezogen, obwohl entsprechende Probleme auch bei rezeptpflichtiger Medikation identifiziert werden konnten. Dies sorgte zusätzlich für eine uneinheitliche Dokumentation. In Teilen wurde dieses Problem durch die post-hoc-Codierung in die etwas breiter gefassten PIE-Doc®-Kategorien gelöst, wobei etwa die verschiedenen Probleme, die in der Auswahl des Arzneimittels in der Anwendung und Compliance begründet sind, zusammengefasst wurden, um Unterschiede bei der Klassifizierung zwischen sehr ähnlichen Kategorien zu nivellieren [s. Tabelle 5, S. 21]. Dies behob das Problem, dass einige Apotheker bei Unklarheiten in der Zuordnung alle in Frage kommenden Klassifizierungskategorien hinter dem Arzneimittel vermerkten. So wurde beispielsweise die Klassifizierung „Selbstmedikation ungeeignet" und von „Präparate der Selbstmedikation für Indikation ungeeignet" bei einem Präparat durch die Codierung in PIE-Doc® zu einem ABP der Kategorie C.

## 6.8 Präparatmerkmale und arzneimittelbezogene Probleme

### Bekanntheit des Anwendungsgrundes

Wird bei arzneimittelbezogenen Problemen untersucht, ob diese mit der Bekanntheit des Anwendungsgrundes der Präparate korrelierten, ergeben sich Unterschiede zwischen den ABP-Kategorien. ABP der Kategorien A (Auswahl des Arzneimittels), C (Anwendung und Compliance) und S (Lagerungsprobleme) traten signifikant häufiger bei Präparaten auf, deren Anwendungsgrund nicht bekannt war [s. Tabelle 18, S. 46]. Bei Kategorie D (Dosierungsprobleme) und in geringerem Ausmaß bei Kategorie U (UAW) trat dieser Trend zwar ebenfalls auf, erreicht jedoch keine statistische Signifikanz.

Insbesondere bei ABP der Kategorie C erscheint ein häufigeres Auftreten bei Präparaten mit dem Teilnehmer unbekannter Indikation nachvollziehbar, da die Abhängigkeit der Adhärenz nach früheren Studienergebnissen auch davon abhängt, ob der Patient die Anwendung seiner Arzneimittel für sinnvoll erachtet [56]. Diese Einschätzung kann er nur vornehmen, wenn ihm die Indikation seiner Arzneimittel bekannt ist. Auch für die ordnungsgemäße Lagerung ist erforderlich, dass der Patient über sein Präparat informiert ist.

### Rezeptstatus

Aus den Untersuchungen ging hervor, dass rezeptpflichtige Arzneimittel überproportional häufig an arzneimittelbezogenen Problemen beteiligt waren [s. Abbildung 15, S. 47]. Dieses Ergebnis wurde auch bei ATHINA beschrieben [30]. Ihr Anteil an ABP (85,2 %) lag über ihrem Anteil an der Gesamtmedikation (79,8 %). Sowohl OTC-Arzneimittel als auch Nicht-Arzneimittel waren unterdurchschnittlich häufig an ABP beteiligt.

Bei der Stratifizierung des Ergebnisses über die ABP-Kategorien zeigte sich, dass der überdurchschnittliche ABP-Anteil rezeptpflichtiger Arzneimittel auf Interaktionen (W), UAW (U) sowie Anwendungs- und Complianceprobleme (C) zurückzuführen ist [s. Abbildung 16, S. 48]. Da ABP der Kategorien W und C am häufigsten dokumentiert wurden, geben sie den Ausschlag für den erhöhten Anteil rezeptpflichtiger Arzneimittel an allen ABP.

Bei OTC-Arzneimitteln wurden dagegen Probleme bei der Wahl des Präparats (A), der Dosierung (D) und der Lagerung überdurchschnittlich häufig dokumentiert, Rx-Arzneimittel waren an ABP dieser Kategorien unterproportional häufig beteiligt. Bei Anwendungs- und Complianceproblemen (C) spiegelte der Anteil von OTC-Arzneimitteln in etwa ihren Anteil an der Gesamtmedikation wieder. Eventuell liegt der deutlich erhöhte OTC-Anteil an Problemen bei der Auswahl der Präparate (A) darin begründet, dass die Therapieentscheidung für OTC-Arzneimittel in vielen Fällen durch die Patienten selbst getroffen wird. Diese berücksichtigen möglicherweise in geringerem Ausmaß Kontraindikationen als Ärzte. Zwar erfolgt eine Abgabe von OTC-Arzneimitteln in der Apotheke, deren Mitarbeiter können jedoch nur Kontraindikationen erkennen, wenn ihnen entsprechende Merkmale der Patienten bekannt sind. Während eine altersbedingte Eignung relativ einfach einzuschätzen ist, sind Apotheker bei krankheitsbedingten Kontraindikationen oder Unverträglichkeiten auf die Informationen angewiesen, die ihnen Patienten bei der Arzneimittelabgabe geben (wollen).

Trotz der geringen Beteiligung von Nicht-Arzneimitteln an der Gesamtzahl arzneimittelbezogener Probleme gab es Kategorien, an denen ihr Anteil überproportional hoch war. Hier ist vor allem die Kategorie Dosierungsprobleme (D) zu nennen, innerhalb welcher die nur 5,8 % Nicht-Arzneimittel 18,8 % sämtlicher Probleme ausmachten. Ebenfalls überproportional beteiligt waren sie an Problemen bei der Auswahl der Präparate (10,8 %) und Lagerungsproblemen (9 %). Während für die Probleme bei der Auswahl der Präparate die gleichen Mechanismen angeführt werden können wie für OTC-Arzneimittel, ist die Häufigkeit der Dosierungsfehler bei Nicht-Arzneimitteln auffällig hoch. Zwar wurde in der ursprünglich verwendeten Klassifizierung nicht zwischen Über- und Unterdosierungen differenziert, aufgrund der händischen Übertragung der Dokumentationsbögen in die Datenbank kann jedoch anekdotisch berichtet werden, dass die Teilnehmer Nicht-Arzneimittel bei Dosierungsproblemen in der Regel häufiger unterdosiert einnahmen. Ein Beispiel hierfür ist die Einnahme von Zink in Dosierungen, welche lediglich einen Bruchteil der empfohlenen Tagesdosis enthalten. Zum Teil stammten diese Mittel aus Quellen außerhalb der Apotheke. Überdosierungen kamen bei Nicht-Arzneimitteln dagegen selten vor. Bei weiteren Projekten wäre bei der Dokumentation eine Differenzierung zwischen Über- und Unterdosierungen in der Klassifizierung sinnvoll, die in anderen Klassifizierungssystemen für arzneimittelbezogene Probleme (z.B. in PIE-Doc® oder der PCNE-Klassifikation) in der Regel gegeben ist.

## 6.9 Limitationen des Projektes

Das Projekt weist mehrere Limitationen auf, welche bei der Interpretation der Ergebnisse berücksichtigt werden müssen. Die Rekrutierung von Teilnehmern wurde nicht randomisiert durchgeführt, wodurch ein „selection bias" nicht auszuschließen ist. Da es sich um eine Querschnittsstudie handelt, werden nur Momentaufnahmen aus einer Kalenderwoche dargestellt, Follow-ups wurden nicht durchgeführt, zeitliche Verläufe können somit nicht abgebildet werden. Da die Medikationsanalysen in 300 Apotheken von verschiedenen Personen durchgeführt wurden, können ABP unterschiedlich bewertet und Dokumentationen unterschiedlich vorgenommen worden sein („Inter-Rater-Reliabilität"). Vereinzelt gab es bei den Apothekern Unstimmigkeiten bei der Interpretation der Dokumentationsfelder des Bogens und bei den ursprünglich verwendeten ABP-Kategorien und deren Klärung. Die identifizierten Probleme wurden nicht erneut analysiert, da der Aufwand den Rahmen der Arbeit gesprengt hätte. Es wurden keine patientenbezogene Outcomes erfasst. Zwar wurde dokumentiert, ob eine Klärung mit dem Patienten oder dem Arzt stattfand, jedoch konnten im Einzelfall keine getroffenen Maßnahmen nachvollzogen werden, wie es bei einer Klassifizierung der Intervention gemäß PIE-Doc® möglich gewesen wäre. Anekdotisch wurden von einigen Apothekern zwar die Konsequenzen der Analysen für die Therapie erfasst, eine systematische Auswertung war jedoch nicht möglich.

# 7. Schlussfolgerungen

Die in der einwöchigen Projektlaufzeit durchgeführten Medikationsanalysen gewähren einen Einblick in die Pharmakotherapie vorwiegend älterer, multimorbider Patienten. Die Anzahl beteiligter Apotheken und Patienten deutet auf ein großes Interesse an Arzneimitteltherapiesicherheit und eine grundsätzlich hohe Teilnahmebereitschaft an Medikationsanalysen hin. Bei der Auswertung wird deutlich, dass in der Teilnehmergruppe ein hoher Informationsbedarf zur Arzneimitteltherapie besteht. Gleichzeitig identifiziert die Studie verschiedene Risiken und Probleme in der Arzneimitteltherapie der Teilnehmer und zeigt Ansätze für die Optimierung der individuellen Arzneimitteltherapiesicherheit auf.

Die hier untersuchten Patienten repräsentierten nicht die Gesamtbevölkerung, stellen jedoch eine Gruppe dar, welche besonders stark von arzneimittelbezogenen Problemen betroffen ist. Somit besteht bei ihnen ein großes Potential für eine Verbesserung der Arzneimitteltherapiesicherheit, zu dem apothekenbasierte Medikationsanalysen wie die durchgeführten einen bedeutenden Beitrag leisten könnten. Sie waren überdurchschnittlich alt, nahmen eine hohe Zahl Präparate ein, und nur eine Minderheit war über die Anwendungsgründe ihrer Medikation vollständig informiert.

Zwar besaßen fast zwei Drittel der teilnehmenden Patienten einen Medikationsplan, eine verringerte Häufigkeit arzneimittelbezogener Probleme ging mit ihm jedoch nicht einher. Zwar waren bei Teilnehmern mit Medikationsplan Probleme bei Anwendung und Adhärenz seltener, bei Interaktionen, Fehldosierungen, unerwünschten Arzneimittelwirkungen und Problemen bei der Auswahl der Präparate zeigten sich jedoch keine Unterschiede. Hier mag die Aktualität und Vollständigkeit der Medikationspläne eine Rolle spielen. Nichtsdestotrotz kann der Medikationsplan dem Patienten in einigen Bereichen eine Unterstützung sein, wie das seltenere Auftreten von Problemen bei der Anwendung und Adhärenz zeigte. Auch ist plausibel, dass er den Patienten und ihren Betreuern den Überblick über die Medikation sehr erleichtert und eine Hilfe beim Stellen der Medikation ist. Als alleiniger Garant für eine verbesserte Arzneimitteltherapiesicherheit reicht die Auflistung der Medikation jedoch nicht aus, hierfür ist eine systematische Medikationsanalyse erforderlich, in deren Verlauf arzneimittelbezogene Probleme identifiziert und gelöst werden.

Um die Arzneimitteltherapiesicherheit gezielt dort zu verbessern, wo der größte Bedarf herrscht, bietet es sich an, den mit dem Rechtsanspruch auf einen Medikationsplan eingeschlagenen Weg weiter zu verfolgen. Ein nächster Schritt könnte sein, Risikopatienten auch den Anspruch auf eine Medikationsanalyse zuzugestehen. Aus dem untersuchten Projekt konnten bereits einige Erkenntnisse gewonnen werden, die zur Identifizierung von Risikopatienten einbezogen werden könnten. So korrelierte das Risiko für arzneimittelbezogene Probleme mit der Anzahl der Präparate. Bei hochbetagten Patienten sollte verstärkt auf mögliche arzneimittelbezogene Probleme geachtet werden, zumal sie diesen gegenüber besonders vulnerabel sind und eine höhere Anzahl Präparate anwenden. Unter den Projektteilnehmern konnte jedoch kein direkter Zusammenhang zwischen dem Alter und der Häufigkeit arzneimittelbezogenen Problemen festgestellt werden. Wenn der Anwendungsgrund von Präparaten bekannt war, so waren diese seltener mit Problemen bei der Auswahl des Präparats, der Anwendung und Adhärenz sowie der Lagerung assoziiert. Auch hier kann die Medikationsanalyse zur Klärung beitragen und das Risiko für arzneimittelbezogene Probleme verringern. Bei Männern gab es häufiger Informationsbedarf zur Indikation ihrer Präparate als bei Frauen.

Analog zum Medikationsplan könnte ein Anspruch auf einer Medikationsanalyse daher ab einer definierten Anzahl von Arzneimittel in Erwägung gezogen werden. Im Projekt hatte der größte Teil der eingeschlossenen Patienten fünf oder mehr Arzneimittel zur Dauermedikation, was einer gängigen Definition für Polypharmazie entspricht. Auch zeigte sich, dass die in das Projekt eingeschlossenen Patienten zu einem hohen Anteil von arzneimittelbezogenen Problemen betroffen waren. Somit könnte Polymedikation, die Anwendung von fünf oder mehr Arzneimitteln, auf Potential für die Durchführung einer Medikationsanalyse hinweisen. Dieser Grenzwert könnte bei Einführung eines Anspruchs ein vertretbares Verhältnis von Aufwand und Nutzen gewährleisten. Patienten mit einer geringeren Anzahl Arzneimittel bliebe dabei selbstverständlich die Beratung zu allen Arzneimittelfragen in der Apotheke erhalten. Ein weiterer Weg wäre, die Auswahl von Patienten für Medikationsanalysen den Apothekern zu überlassen, wie es in diesem Projekt erfolgreich gehandhabt wurde. Es zeigte sich, dass die Apotheker zielstrebig Patienten mit einer überdurchschnittlich hohen Anzahl arzneimittelbezogener Problemen für die Medikationsanalysen selektierten. Die Implementation von Medikationsanalysen sollte von Schulungen und Weiterbildungen begleitet werden, um die Kompetenzen der Apotheker bei der Identifizierung und Lösung arzneimittelbezogener Probleme zu erhalten und weiter auszubauen.

Aus den Ergebnissen des Projektes lässt sich auch ableiten, welche Probleme in der Praxis am häufigsten auftreten. An erster Stelle sind Interaktionen zu nennen, wobei eine fachliche Beurteilung der klinischen Relevanz in der individuellen Situation von großer Bedeutung ist. Ebenfalls häufig sind Probleme mit der Anwendung und der Adhärenz, wobei Teilnehmer zwischen 75 und 84 Jahren am stärksten betroffen waren. Jeder fünfte Teilnehmer berichtete von einer unerwünschten Arzneimittelwirkung, geringfügig niedriger war der Anteil der Teilnehmer mit Problemen bei der Dosierung und der Arzneimittelauswahl. Es konnte auch gezeigt werden, dass ein Großteil der identifizierten Probleme bereits im Gespräch zwischen Apotheker und Patienten geklärt werden konnte. Lediglich in einer Minderheit der Fälle, vor allem bei komplexen Problemen mit Erfordernis einer Therapieanpassung, musste der behandelnde Arzt kontaktiert werden. Dies zeigt, dass apothekenbasierte Medikationsanalysen nicht zu einem übermäßigen Mehraufwand für die behandelnden Ärzte führen müssen. Vielmehr könnten die Ärzte durch die Unterstützung der Arzneimitteltherapiesicherheit seitens der Apotheker entlastet werden.

Als in der Apotheke anfallender Zeitaufwand für eine Medikationsanalyse wurde ein durchschnittlicher Wert von gut einer Stunde ermittelt, wobei sehr starke patientenindividuelle Schwankungen dokumentiert wurden, die der Verfasser aus eigener Erfahrung bestätigen kann. Der Aufwand hing insbesondere von der Zahl der Präparate und der identifizierten Probleme ab. Mit Blick auf eine zukünftige Vergütung der Medikationsanalyse böten sich drei Wege an: Zum einen könnte ein mittlerer Zeitaufwand definiert werden, für den das ausgewertete Projekt einen gewissen Anhaltspunkt liefern kann. Auf dessen Grundlage könnte eine Pauschalvergütung ermittelt werden. Andererseits könnte sich die Vergütung am individuellen Umfang der Arzneimitteltherapie orientieren, welcher den Zeitbedarf maßgeblich bestimmt. Die zweite Variante könnte den individuellen Aufwand besser abbilden. Schließlich wäre auch denkbar, die individuell vorgenommenen Schritte zur Identifizierung und Klärung arzneimittelbezogener Probleme und die Patientengespräche zu erfassen und so den real erbrachten Zeitaufwand abzubilden. Wichtig ist jedoch, dass der Aufwand für die Dokumentation möglichst gering gehalten wird und nicht zulasten der pharmazeutischen Betreuung und Patientenberatung geht, da sonst das Ziel der Medikationsanalyse konterkariert würde.

Offen bleibt in dieser Studie, in welcher Weise die Klärung der identifizierten arzneimittelbezogenen Probleme stattfand und welche Medikationsänderungen ihr folgten. Bei folgenden Studien wäre deshalb ein Follow-up hilfreich, um weitere Einsichten zu liefern. Außerdem konnten keine klinischen Outcomes erhoben werden, um zu evaluieren, in welchem Ausmaß die Projektteilnehmer von der Medikationsanalyse profitieren. Auch dies wäre für weitere Studien notwendig, um den Nutzeffekt von Medikationsanalysen besser bewerten zu können.

# Tabellenverzeichnis

## Abbildungsverzeichnis

## Literaturverzeichnis


1. Robert-Koch-Institut. *Gesundheitsberichterstattung des Bundes: Demographische Alterung und Folgen für das Gesundheitswesen.* 02/2012 [cited 26.06.2017]; Available from: https://www.rki.de/DE/Content/Gesundheitsmonitoring/Gesundheitsberichterstattung/GBEDownloadsK/2012_2_Demografischer_Wandel_Alterung.pdf?__blob=publicationFile.

2. Statistisches Bundesamt (DESTATIS). *Bevölkerung nach Altersgruppen, Familienstand und Religionszugehörigkeit.* [cited 09.06.2017]; Available from: https://www.destatis.de/DE/ZahlenFakten/GesellschaftStaat/Bevoelkerung/Bevoelkerungsstand/Tabellen/AltersgruppenFamilienstandZensus.html.

3. Fuchs, J., et al., *Prevalence and patterns of morbidity among adults in Germany. Results of the German telephone health interview survey German Health Update (GEDA) 2009.* Bundesgesundheitsblatt Gesundheitsforschung Gesundheitsschutz, 2012. **55**(4): p. 576-86.

4. Statistisches Bundesamt (DESTATIS). *Durchschnittsalter in den Bundesländern 2015.* [cited 09.06.2017]; Available from: https://www.destatis.de/DE/ZahlenFakten/GesellschaftStaat/Bevoelkerung/_Grafik/Bevoelkerungsstand_ZensusDurchschnittsalter_Bundeslaender.png?__blob=poster.

5. Boyd, C.M., et al., *Clinical practice guidelines and quality of care for older patients with multiple comorbid diseases: implications for pay for performance.* JAMA, 2005. **294**(6): p. 716-24.

6. Clegg, A., et al., *Frailty in elderly people.* Lancet, 2013. **381**(9868): p. 752-62.

7. Burkhardt, H., M. Wehling, and R. Gladisch, *[Pharmacotherapy of elderly patients].* Internist (Berl), 2007. **48**(11): p. 1220,1222-4, 1226-31.

8. Catterson, M.L., S.H. Preskorn, and R.L. Martin, *Pharmacodynamic and pharmacokinetic considerations in geriatric psychopharmacology.* Psychiatr Clin North Am, 1997. **20**(1): p. 205-18.

9. Holt, S., S. Schmiedl, and P.A. Thurmann, *Potentially inappropriate medications in the elderly: the PRISCUS list.* Dtsch Arztebl Int, 2010. **107**(31-32): p. 543-51.

10. Rochon, P.A. and J.H. Gurwitz, *Optimising drug treatment for elderly people: the prescribing cascade.* BMJ, 1997. **315**(7115): p. 1096-9.

11. Hajjar, E.R., A.C. Cafiero, and J.T. Hanlon, *Polypharmacy in elderly patients.* Am J Geriatr Pharmacother, 2007. **5**(4): p. 345-51.

12. Fulton, M.M. and E.R. Allen, *Polypharmacy in the elderly: a literature review.* J Am Acad Nurse Pract, 2005. **17**(4): p. 123-32.

13. ABDA - Bundesvereinigung Deutscher Apothekerverbände. *Faktenblatt Polymedikation.* 2016 [cited 26.06.2017]; Available from: https://www.abda.de/fileadmin/assets/Faktenblaetter/Faktenblatt_Polymedikation_20160815.pdf.

14. Mosshammer, D., et al., *Polypharmacy-an Upward Trend with Unpredictable Effects.* Dtsch Arztebl Int, 2016. **113**(38): p. 627-633.

15. Atkin, P.A., et al., *The epidemiology of serious adverse drug reactions among the elderly.* Drugs Aging, 1999. **14**(2): p. 141-52.

16. Steinman, M.A., et al., *Polypharmacy and prescribing quality in older people.* J Am Geriatr Soc, 2006. **54**(10): p. 1516-23.

17. Kuijpers, M.A., et al., *Relationship between polypharmacy and underprescribing.* Br J Clin Pharmacol, 2008. **65**(1): p. 130-3.

18. Leitliniengruppe Hessen / Deutsche Gesellschaft für Allgemeinmedizin und Familienmedizin. *Hausärztliche Leitlinie Multimedikation.* 2013 [cited 24.03.2017]; Available from: http://www.pmvforschungsgruppe.de/pdf/03_publikationen/multimedikation_ll.pdf.

19. PCNE - Pharmaceutical Care Network Europe. *The PCNE Classification V 7.0.* 2016 [cited 24.03.2017]; Available from: http://www.pcne.org/upload/files/152_PCNE_classification_V7-0.pdf.

20. van Mil, F., et al., *Arzneimittelbezogene Probleme in der öffentlichen Apotheke*, in *Pharm. Ztg.* 2001. p. 1308-14.

21. Cumming, R.G., *Epidemiology of medication-related falls and fractures in the elderly.* Drugs Aging, 1998. **12**(1): p. 43-53.

22. Kanjanarat, P., et al., *Nature of preventable adverse drug events in hospitals: a literature review.* Am J Health Syst Pharm, 2003. **60**(17): p. 1750-9.

23. Wehling, M., *[Medication in the elderly : cognitive impairment by drugs].* Internist (Berl), 2012. **53**(10): p. 1240-7.

24. Stausberg, J. and J. Hasford, *Drug-related admissions and hospital-acquired adverse drug events in Germany: a longitudinal analysis from 2003 to 2007 of ICD-10-coded routine data.* BMC Health Serv Res, 2011. **11**: p. 134.

25. Kongkaew, C., P.R. Noyce, and D.M. Ashcroft, *Hospital admissions associated with adverse drug reactions: a systematic review of prospective observational studies.* Ann Pharmacother, 2008. **42**(7): p. 1017-25.

26. Bundesministerium der Justiz und für Verbraucherschutz. *Approbationsordnung für Apotheker (AAppO).* 2016 [cited 02.04.2017]; Available from: https://www.gesetze-im-internet.de/bundesrecht/aappo/gesamt.pdf.

27. Hepler, C.D. and L.M. Strand, *Opportunities and responsibilities in pharmaceutical care.* Am J Hosp Pharm, 1990. **47**(3): p. 533-43.

28. Allemann, S.S., et al., *Pharmaceutical care: the PCNE definition 2013.* Int J Clin Pharm, 2014. **36**(3): p. 544-55.

29. Förderinitiative Pharmazeutische Betreuung e.V. *Definition "Pharmazeutische Betreuung".* [cited 25.03.2017]; Available from: http://www.foerderinitiative.de/foerderinitiative/pharmazeutischebetreuung.html.

30. Seidling, H.M., et al., *Medication review in German community pharmacies - Post-hoc analysis of documented drug-related problems and subsequent interventions in the ATHINA-project.* Res Social Adm Pharm, 2016.

31. Waltering, I., O. Schwalbe, and G. Hempel, *Discrepancies on Medication Plans detected in German Community Pharmacies.* J Eval Clin Pract, 2015. **21**(5): p. 886-92.

32. Rose, O., et al., *Effect evaluation of an interprofessional medication therapy management approach for multimorbid patients in primary care: a cluster-randomized controlled trial in community care (WestGem study protocol).* BMC Fam Pract, 2015. **16**: p. 84.

33. Kassenärztliche Vereinigung Sachsen, K.V.T., Apothekerverband Sachsen, Apothekerverband Thüringen, AOK PLUS - die Gesundheitskasse für Sachsen und Thüringen,. *Arzneimittelinitiative Sachsen-Thüringen (ARMIN).* [cited 25.03.2017]; Available from: http://www.arzneimittelinitiative.de/ueber-armin/.

34. Bundesministerium der Justiz und für Verbraucherschutz. *Verordnung über den Betrieb von Apotheken (ApoBetrO)*. 2017 [cited 10.06.2017]; Available from: https://www.gesetze-im-internet.de/bundesrecht/apobetro_1987/gesamt.pdf.

35. N., N., *Medikationsmanagement: Andere Länder, andere Sitten*. Pharm. Ztg., 2015(41): p. 70-71.

36. Leendertse, A.J., et al., *Frequency of and risk factors for preventable medication-related hospital admissions in the Netherlands*. Arch Intern Med, 2008. **168**(17): p. 1890-6.

37. PCNE - Pharmaceutical Care Network Europe. *Position Paper on the PCNE definition of Medication Review 2016*. 2016 [cited 02.04.2017]; Available from: http://www.pcne.org/upload/files/149_Position_Paper_on_PCNE_Medication_Review_final.pdf.

38. ABDA - Bundesvereinigung Deutscher Apothekerverbände. *Grundsatzpapier zur Medikationsanalyse und zum Medikationsmanagement*. 2014 [cited 02.04.2017]; Available from: http://www.abda.de/uploads/media/Grundsatzpapier.pdf.

39. PCNE - Pharmaceutical Care Network Europe. *PCNE Statement on medication review 2013*. 2013 [cited 02.04.2017]; Available from: http://www.pcne.org/upload/files/150_20160504_PCNE_MedRevtypes.pdf.

40. Bundesapothekerkammer. *Leitlinie der Bundesapothekerkammer zur Qualitätssicherung - Medikationsanalyse*. 2014 [cited 02.04.2017]; Available from: https://www.abda.de/fileadmin/assets/Praktische_Hilfen/Leitlinien/Medikationsanalyse/LL_MedAnalyse.pdf.

41. Bundesapothekerkammer. *Kommentar zur Leitlinie der Bundesapothekerkammer zur Qualitätssicherung - Medikationsanalyse*. 2014 [cited 02.04.2017]; Available from: https://www.abda.de/fileadmin/assets/Praktische_Hilfen/Leitlinien/Medikationsanalyse/LL_MedAnalyse_Kommentar.pdf.

42. World Health Organization. *ATC - Structures and Principles*. [cited 11.04.2017]; Available from: https://www.whocc.no/atc/structure_and_principles/.

43. Deutsches Institut für Medizinische Dokumentation und Information (DIMDI). *Anatomisch-therapeutisch-chemische-Klassifikation mit Tagesdosen - Amtliche Fassung des ATC-Index mit DDD-Angaben für Deutschland im Jahre 2015*. 2015 [cited 11.04.2017]; Available from: http://www.dimdi.de/dynamic/de/klassi/downloadcenter/atcddd/vorgaenger/atc-ddd-amtlich-2015.pdf.

44. Schaefer, M., *Discussing basic principles for a coding system of drug-related problems: the case of PI-Doc*. Pharm World Sci, 2002. **24**(4): p. 120-7.

45. Schaefer, M., *PIE-Doc® Version 2010 (Problem - Intervention - Ergebnis)*. 2010.

46. Aronson, J.K., *Compliance, concordance, adherence*. Br J Clin Pharmacol, 2007. **63**(4): p. 383-4.

47. Statistisches Bundesamt (DESTATIS). *Durchschnittsalter nach Geschlecht und Staatsangehörigkeit*. [cited 09.06.2017]; Available from: https://www.destatis.de/DE/ZahlenFakten/GesellschaftStaat/Bevoelkerung/Bevoelkerungsstand/Tabellen/Durchschnittsalter_Zensus.html.

48. Bundesministerium der Justiz und für Verbraucherschutz. *Sozialgesetzbuch Fünftes Buch (SGB V) - Gesetzliche Krankenversicherung*. 2017 [cited 16.06.2017]; Available from: https://www.gesetze-im-internet.de/sgb_5/SGB_5.pdf.

49. Bosch-Lenders, D., et al., *Factors associated with appropriate knowledge of the indications for prescribed drugs among community-dwelling older patients with polypharmacy*. Age Ageing, 2016. **45**(3): p. 402-8.

50. Knopf, H. and D. Grams, *[Medication use of adults in Germany: results of the German Health Interview and Examination Survey for Adults (DEGS1)]*. Bundesgesundheitsblatt Gesundheitsforschung Gesundheitsschutz, 2013. **56**(5-6): p. 868-77.

51. *ABDATA Pharma-Daten-Service: Interaktionsmodul der ABDA-Datenbank*. [cited 02.07.2017]; Available from: http://www.wuv-gmbh.de/abdata-pharma-daten-service/datenangebot/abda-datenbank/interaktionen/.

52. *ABDATA Pharma-Daten-Service: CAVE-Modul*. [cited 02.07.2017]; Available from: http://www.wuv-gmbh.de/abdata-pharma-daten-service/datenangebot/cave/.

53. Bundesärztekammer (BÄK) / Kassenärztliche Bundesvereinigung (KBV) / Arbeitsgemeinschaft der Wissenschaftlichen Medizinischen Fachgesellschaften (AWMF). *Nationale VersorgungsLeitlinie Therapie des Typ-2-Diabetes - Langfassung.* 2014 [cited 25.06.2017]; Available from: http://www.leitlinien.de/mdb/downloads/nvl/diabetes-mellitus/dm-therapie-1aufl-vers4-lang.pdf.

54. Fiss, T., et al., *[Time required and associated costs for implementation of home medication review with associated pharmaceutical and medical evaluation in the ambulatory health care sector].* Gesundheitswesen, 2012. **74**(5): p. 322-7.

55. Cadieux, R.J., *Drug interactions in the elderly. How multiple drug use increases risk exponentially.* Postgrad Med, 1989. **86**(8): p. 179-86.

56. Lau, H.S., et al., *Non-compliance in elderly people: evaluation of risk factors by longitudinal data analysis.* Pharm World Sci, 1996. **18**(2): p. 63-8.

# Anhang

Erfassungsbogen für die Apotheke (Bitte bei Bedarf auf der Rückseite fortführen!)

| Initialen des Patienten | Medikamentenplan vom Arzt vorhanden | | Alter | männlich | weiblich | Anzahl AM | Stempel der Apotheke |
|---|---|---|---|---|---|---|---|
| | Ja | Nein | | | | | |
| Datum der AM-Aufnahme | Zeitbedarf für AM-Aufnahme (Min.) | | Apotheker/in | | | | |
| Datum des Auswertegesprächs | Zeitbedarf für Auswertegespräch (Min.) | | Apotheker/in | | | | |
| Welche Hilfsmittel haben Sie bei der Bearbeitung des Falles verwendet? | ABDA-DB | ABDA-DB + CAVE | Fachbücher | Kollegen | Leitlinien | | |

| Nr. | APO-EDV? | Arzneimittel inklusive Wirkstärke und Wirkstoff | Rx/OTC | Dos. lt. Patient | Einnahmehinweis lt. Patient | Einnahmegrund bekannt? | | aktuelle Einnahme? | | ABP vorhanden? | Bemerkungen | Art der Klärung |
|---|---|---|---|---|---|---|---|---|---|---|---|---|
| | | | | | | Ja | Nein | Ja | Nein | ABP-Schlüsselnummern | | |
| 1. | | | | | | | | | | | | |
| 2. | | | | | | | | | | | | |
| 3. | | | | | | | | | | | | |
| 4. | | | | | | | | | | | | |
| 5. | | | | | | | | | | | | |
| 6. | | | | | | | | | | | | |
| 7. | | | | | | | | | | | | |
| 8. | | | | | | | | | | | | |
| 9. | | | | | | | | | | | | |
| 10. | | | | | | | | | | | | |

Abbildung 17: Muster Dokumentationsbogen (Vorderseite)

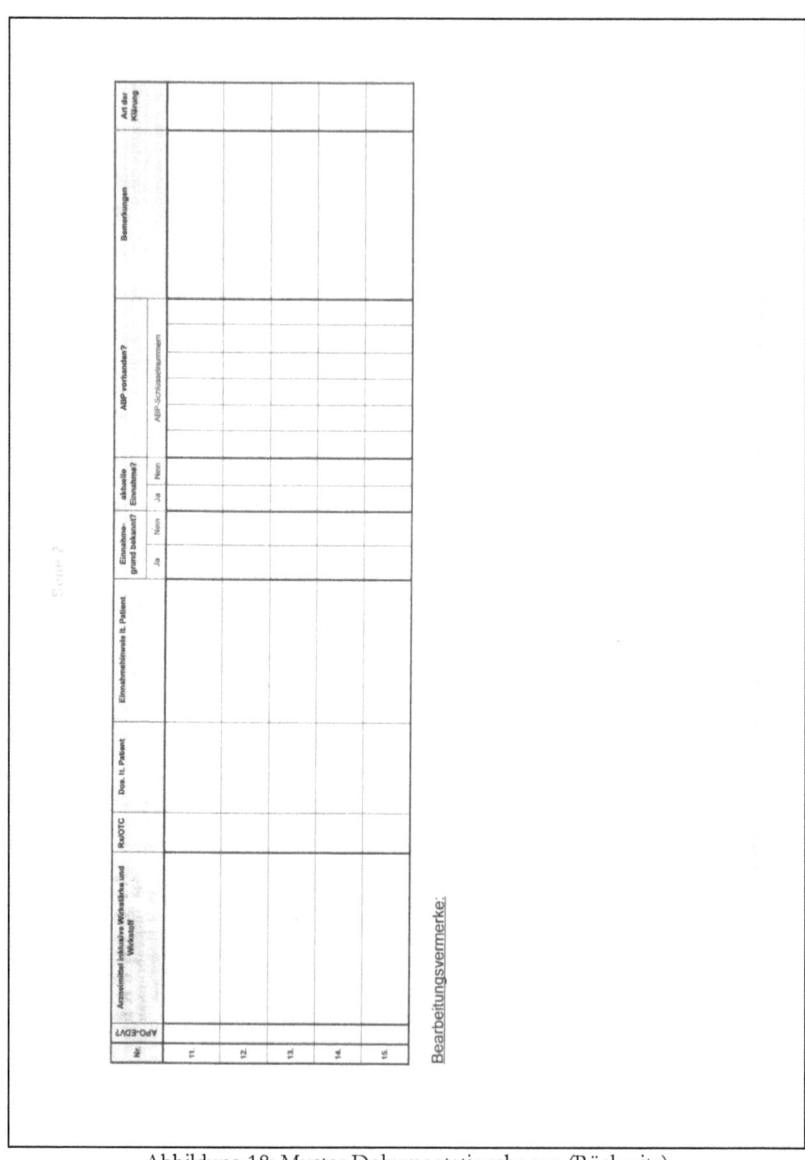

Seite 2

| Nr. | APO-EDV? | Arzneimittel inklusive Wirkstärke und Wirkstoff | Rx/OTC | Dos. lt. Patient | Einnahmehinweis lt. Patient | Einnahmegrund bekannt? | | aktuelle Einnahme? | | ABP vorhanden? | Bemerkungen | Art der Klärung |
|---|---|---|---|---|---|---|---|---|---|---|---|---|
| | | | | | | Ja | Nein | Ja | Nein | ABP-Schlüsselnummern | | |
| 11. | | | | | | | | | | | | |
| 12. | | | | | | | | | | | | |
| 13. | | | | | | | | | | | | |
| 14. | | | | | | | | | | | | |
| 15. | | | | | | | | | | | | |

Bearbeitungsvermerke:

Abbildung 18: Muster Dokumentationsbogen (Rückseite)

## Danksagung

An dieser Stelle möchte ich mich bei all denen bedanken, die zum Entstehen dieser Arbeit beigetragen haben.

Mein besonderer Dank gilt dabei der Apothekerkammer Sachsen-Anhalt, welche dieses Projekt zur Optimierung der Arzneimitteltherapiesicherheit entwickelte, die Durchführung koordinierte und mir die Daten zur Auswertung zur Verfügung stellte. Ebenso möchte ich mich bei allen Apothekern bedanken, die mit ihrer Teilnahme am Projekt das Entstehen dieser Arbeit erst ermöglicht haben.

Ich danke auch Frau Prof. Dr. Marion Schaefer vom Masterstudiengang Consumer Health Care der Charité-Universitätsmedizin für die wissenschaftliche Betreuung dieser Arbeit und ihre stetige Unterstützung und Hilfsbereitschaft.

Schließlich möchte ich mich bei meiner Familie und meinen Freunden bedanken, die mir im Verlauf dieser Arbeit stets zur Seite standen.

# SCHRIFTENREIHE MASTERSTUDIENGANG CONSUMER HEALTH CARE

herausgegeben von Prof. Dr. Marion Schaefer

ISSN 1869-6627

1 *Lena Harmann*
Patienteninformation und Shared Decision Making im Lichte des Publikumswerbeverbotes für verschreibungspflichtige Arzneimittel
ISBN 978-3-8382-0056-9

2 *Janna K. Schweim*
Untersuchungen zum Arzneimittelversandhandel aus Verbrauchersicht
ISBN 978-3-8382-0071-2

3 *Ansgar Muhle*
Deutsche Gesundheitsportale im Netz
Kritische Einschätzung anhand der gängigen Qualitätssiegel
ISBN 978-3-8382-0086-6

4 *Elizabeth Storz*
Psychopharmakamarkt in Deutschland
Eine Untersuchung zu den Strukturveränderungen durch das Arzneiversorgungs-Wirtschaftlichkeitsgesetz (AVWG)
ISBN 978-3-8382-0109-2

5 *Ursula Sellerberg*
Heilpflanzen-Datenbanken im Internet
Eine kritische Untersuchung anhand verbraucherrelevanter Kriterien
ISBN 978-3-8382-0092-7

6 *Rüdiger Kolbeck*
Arzneimittelfälschungen auf globaler und nationaler Ebene
Eine Studie über das Problembewusstsein bei Patienten und Experten
ISBN 978-3-8382-0155-9

7 *Silke Lauterbach*
Das diabetische Fußsyndrom
Ein Ratgeber zur Identifizierung von Risikopatienten in der Apotheke
ISBN 978-3-8382-0182-5

8 *Judith Rommerskirchen*
Die Arzneimittelrabattverträge der gesetzlichen Krankenversicherungen
Eine Studie über Probleme bei ihrer Umsetzung an der Schnittstelle von Arzt und Apotheker
ISBN 978-3-8382-0253-2

9 *Verena Purrucker*
Möglichkeiten und Grenzen von Franchisesystemen in der zahnärztlichen Versorgung in Deutschland
ISBN 978-3-8382-0186-3

10 *Stefan Prüller*
Risiken und Nebenwirkungen auf der Spur
Konsumentenberichte über unerwünschte Arzneimittelwirkungen als Chance für Krankenkassen
ISBN 978-3-8382-0318-8

11 *Denny Lorenz*
Development of a Standard Report for Signal Verification on Public Adverse Event Databases
ISBN 978-3-8382-0432-1

12 *Kerstin Bendig*
Risikomanagement in der Arzneimittelsicherheit
Ansätze zur Effektivitätsbewertung von Risikominimierungsmaßnahmen in den USA und Europa im Vergleich
ISBN 978-3-8382-0438-3

13 *Dirk Klintworth*
Reporting Guidelines und ihre Bedeutung für die Präventions- und Gesundheitsförderungsforschung
ISBN 978-3-8382-0448-2

14 *Judith Weigel*
Schwangerschaft bei Frauen mit und ohne Autoimmunerkrankungen
Ein Vergleich hinsichtlich der mütterlichen Charakteristika und des Ausgangs der Schwangerschaft
ISBN 978-3-8382-0468-0

15 *Christopher Funk*
Mobile Softwareanwendungen (Apps) im Gesundheitsbereich
Entwicklung, Marktbetrachtung und Endverbrauchermeinung
ISBN 978-3-8382-0493-2

16 *Carmen Flecks*
Auf der Suche nach Psychotherapie
Bedarfsplanung für die Psychotherapie unter besonderer Berücksichtigung des Versorgungsstrukturgesetzes 2012 (GKV-VStG)
ISBN 978-3-8382-0498-7

17 *Beate Kern*
Arzneimittel für seltene Erkrankungen:
Evidenzlevel der Wirksamkeitsstudien, Frühe Nutzenbewertung und Preisentwicklung in Deutschland
ISBN 978-3-8382-0762-9

18 *Heike Dally*
Anforderungen an das Design klinischer Studien in der Onkologie nach Einführung der frühen Nutzenbewertung
ISBN 978-3-8382-0933-3

19 *Malena Johannes*
Big Data for Big Pharma
An Accelerator for The Research and Development Engine?
ISBN 978-3-8382-0942-5

20 *Christian Keinki*
Informationsbroschüren für Krebspatienten
Eine empfehlenswerte Quelle für Ratsuchende?
ISBN 978-3-8382-0920-3

21 *Anne Thoring*
Gesundheits-Applikationen (Apps) von pharmazeutischen Unternehmen und Medizinprodukte-Herstellern
Chancen und Risiken für die Patientenkommunikation
ISBN 978-3-8382-1009-4

22 *Cornelia Wiese*
Frühe Nutzenbewertung von Arzneimitteln aus Sicht der behandelnden Ärzte
ISBN 978-3-8382-0923-4

23 *Raphael Sell*
Arzneimitteltherapiesicherheit aus der Apotheke
Eine Studie zur Medikationsanalyse
ISBN 978-3-8382-1187-9

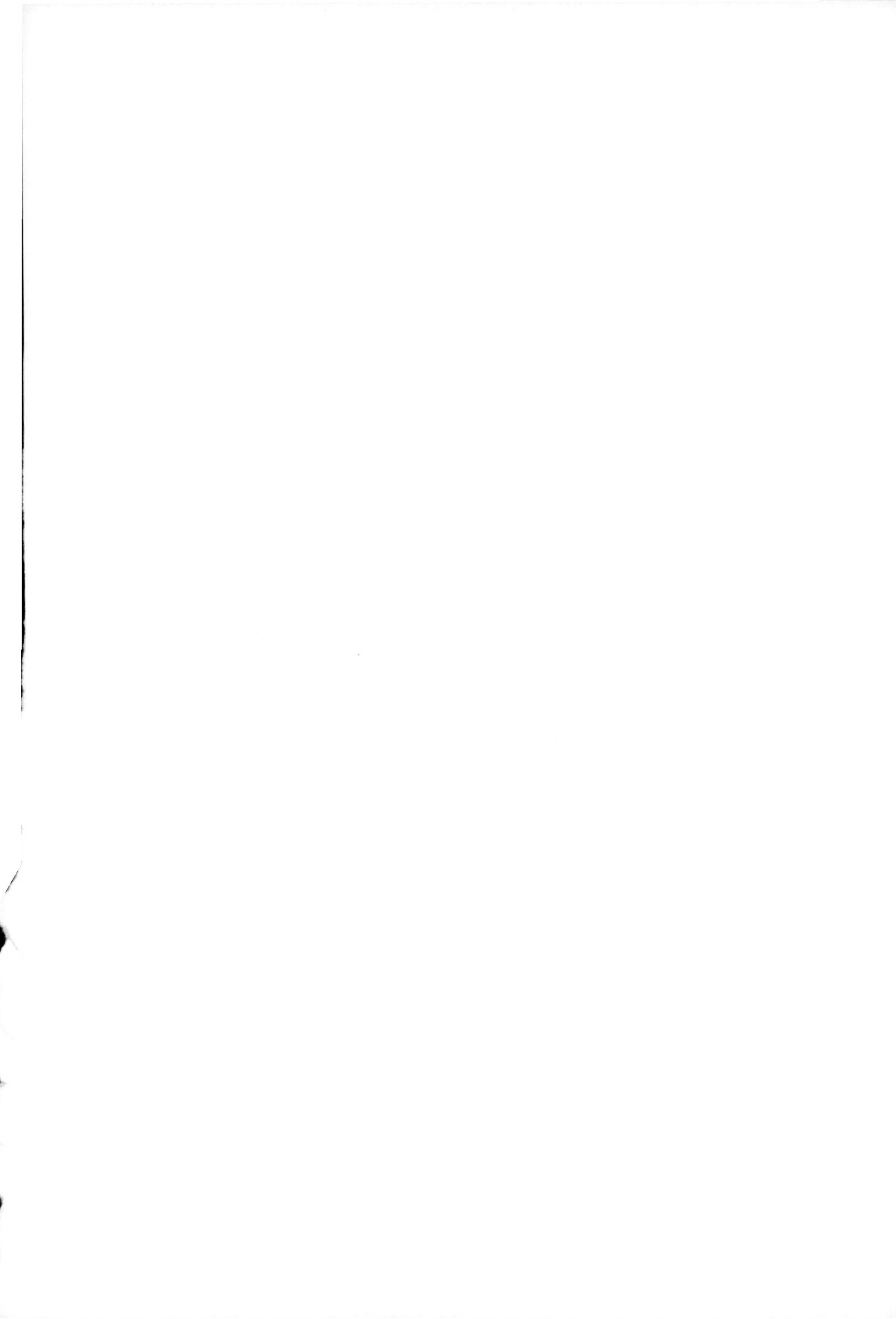

www.ingramcontent.com/pod-product-compliance
Ingram Content Group UK Ltd.
Pitfield, Milton Keynes, MK11 3LW, UK
UKHW040027200726
13854UKWH00001B/398

9 783838 211879